Dieter Beck

Krankheit als Selbstheilung

Wie körperliche Krankheiten
ein Versuch zu seelischer Heilung
sein können

Insel Verlag

Satz: LibroSatz, Kriftel/Ts.
Druck: Presse-Druck, Augsburg
Printed in Germany

Krankheit als Selbstheilung

INHALT

I. THEORIE UND KLINISCHE BEISPIELE

II. ERSCHEINUNGSFORMEN DER SELBSTHEILUNGSTENDENZEN

III. DER ARZT UND DIE SELBSTHEILUNGSTENDENZEN

IV. LITERARISCHE UND HISTORISCHE BEISPIELE

ANHANG

I. Theorie und klinische Beispiele

1. EINFÜHRUNG: KÖRPERLICHE KRANKHEITEN ALS SEELISCHER SELBSTHEILUNGSVERSUCH

Ich möchte in diesem Buch eine These vertreten, die mich in den letzten Jahren in meiner Arbeit als Psychosomatiker viele Patienten besser verstehen und ihre Krankheit in einem neuen Licht erscheinen ließ.

Die These heißt: Körperliche Krankheiten stellen oft einen Versuch dar, eine seelische Verletzung auszugleichen, einen inneren Verlust zu reparieren oder einen unbewußten Konflikt zu lösen. Körperliches Leiden ist oft ein seelischer Selbstheilungsversuch.

Der Selbstheilungsversuch kann gelingen, öfters wird er mißlingen. Anhand von Patienten mit verschiedenen Krankheiten werde ich diese These zu belegen und zu begründen haben. Das Besondere an dieser Krankheitsauffassung liegt daran, daß das körperliche Leiden eine positivere Bewertung als üblich bekommt. Sonst wird Krankheit fast stets als ein lästiger Betriebsunfall in unserem leistungsorientierten Leben angesehen. In der hier dargestellten Betrachtung werden dagegen die synthetischen Fähigkeiten des Ich und die kreativen Tendenzen des Selbst, welche die Körperkrankheit in den Dienst der Selbstreparation stellen, in den Vordergrund gerückt.

Es ist für die Medizin ein ungewöhnlicher Gedanke, Krankheiten als kreative Leistungen wie Kunstwerke anzusehen oder gar zu würdigen. Das Ich des Patienten wird vielmehr als Opfer seines Ich-fernen Körperleidens betrachtet und nicht als ein engagierter Mitgestalter dieses Werkes. Daß die körperlichen Krankheiten aber etwas Besonderes darstellen, kann man unter anderem daran ermessen, daß es niemandem gelingt, willentlich und aus sich heraus eine körperliche Symptomatik, wie etwa Migräne, eine Lungenentzündung oder eine Lähmung zu erzeugen. Damit Krankheit entsteht, müssen spezielle Bedingungen vorliegen, die im allgemeinen nur als Folge schädlicher innerer oder äußerer Einflüsse gesehen werden.
Es sind viele psychosomatische Untersuchungen gemacht worden, die den Einfluß von psychischen Faktoren auf körperliche Krankheiten belegen, etwa beim Magengeschwür, bei der Blutdruckkrankheit, bei der Tuberkulose oder beim Karzinomleiden. Aber man ging fast immer stillschweigend von der Voraussetzung aus, daß das Leiden an sich ein schädliches und für das Ich des Patienten feindliches Prinzip sei. Wenn sich die These, körperliche Krankheit sei manchmal ein seelischer Selbstheilungsversuch, als stichhaltig erweist, dann hat dies für die Einstellung von Arzt und Patient zu der Krankheit Konsequenzen. Die gängige Anti-Krankheits-Einstellung wird dann in Frage gestellt, und es muß ein anderes Einstellungskonzept

gefunden werden, welches dem kranken Menschen und seinem Arzt mehr entspricht.

Die Annahme von reparativen Tendenzen im Patienten ist für viele Ärzte zunächst kränkend, weil sie das Gefühl von therapeutischer Allmacht einschränken. Man sollte zwar annehmen, daß der Arzt über die unterstützende Wirkung der Selbstheilungstendenzen im Patienten froh wäre. Dem ist aber nicht so.

Wenn ich auf frühere Forscher zurückblicke, die sich Gedanken über reparative Tendenzen im Menschen gemacht haben, so hat Freud[1] 1911 im »Fall Schreber« die Wahnbildung des Paranoikers einen Heilungsversuch genannt: »Was wir für die Krankheitsproduktion halten, die Wahnbildung, ist in Wirklichkeit der Heilungsversuch, die Rekonstruktion.« 1923 wies er bei der Dora-Analyse im Zusammenhang mit dem primären Krankheitsgewinn darauf hin, daß das Krankwerden die ökonomisch bequemste Lösung für einen psychischen Konflikt sei, auch wenn später die Unzweckmäßigkeit dieses Auswegs deutlich werde. Und Nunberg[2] nennt in seiner Neurosenlehre die neurotische Symptomatologie einen Versuch des Ich, sowohl den Anforderungen des Es wie des Über-Ich und der Realität gerecht zu werden: »Dieser Anpassungsversuch ist ein Selbstheilungsversuch.«

In neuerer Zeit waren es Mäder[3] und Victor von Weizsäcker[4], welche sich mit dem Thema der reparativen Tendenzen im Patienten auseinandergesetzt haben. Während Mäder als Psychiater Selbstheilungsprozesse im psychischen Bereich beschrieb, beschäftigte sich von Weizsäcker mit dem Gedanken, daß körperliche Krankheit ein Versuch der Lebensbewältigung und der Gestaltung eines sich entfaltenden Schicksals sei. Die Somatisierung ist für ihn mehr als nur Ausdruck einer Konfliktvermeidung. Sie ist »nicht minder ein produktives (nicht nur krankhaft-neurotisch hemmendes) Prinzip wie die Psychisierung«.

Wie wir noch sehen werden, ist das Phänomen des Selbstheilungsversuchs durch eine Körperkrankheit im Leben bekannter Persönlichkeiten aus Geschichte und Literatur immer wieder zu beobachten gewesen. Franz Kafka, ein asketischer Zögerer und Selbstquäler, war fünf Jahre verlobt mit Felice. In den Briefen an sie wird einerseits die ganze Qual seiner Ambivalenz zur Frau, andererseits auch die kreative Stimulation – vor allem für sein Werk »Der Prozeß« – spürbar, die er durch seine tiefe Beziehung zu Felice erfahren hat. Zwei Tage bevor Kafka die Verlobung nach langem Ringen und Leiden endgültig löste, hatte er einen Blutsturz (Lungenblutung). Nach diesem schweren körperlichen Krankheitsereignis fühlte er sich plötzlich seelisch erleichtert und konnte kurz darauf die Verlobung endgültig lösen. In einem Brief an seinen Freund Max Brod beschreibt Kafka den Zusammenhang zwischen dem Blutsturz und der Auflösung seiner Verlobung so: »Manchmal scheint es mir, Gehirn und Lunge hätten sich ohne mein Wissen verständigt. ›So geht es nicht weiter‹, hat das Gehirn gesagt, und nach fünf Jahren hat sich die Lunge bereit erklärt zu helfen.«[5]

Mit dem vorliegenden Buch verfolge ich zwei Ziele: einmal möchte ich auf die Tatsache aufmerksam machen, daß es seelische Reparationsversuche in Form von Körperleiden gibt; zum andern möchte ich den Leser beunruhigen und ihm die Gefahren der modernen Medizin für die autoreparativen Fähigkeiten des Ich zeigen. Meine Thesen habe ich mit verschiedenen Beispielen aus der Praxis illustriert. Das Buch richtet sich an meine Kollegen, an die Patienten und an Leser, welche sich für menschliche Probleme interessieren. Der für den Nichtfachmann schwierigste Abschnitt ist der I. Teil des Buches, welcher die klinischen und theoretischen Aspekte behandelt. Die folgenden Teile sind leicht lesbar und allgemeinverständlich.

Mitscherlich[6] hat sich früher in seinen psychosomatischen Studien mit unserem Thema beschäftigt. Er schreibt: »Wir haben, wie bereits angedeutet, zahlreiche Fälle hochfieberhafter Infekte gesehen, bei denen wir den Eindruck gewannen, durch die Erkrankung sei dem Patienten ein Moratorium gewährt worden. Vor dem Ausbruch der Krankheit befand er sich in einem Konflikt, der nicht lösbar erschien, der seine infantilen Fixierungen aktiviert und seine regressiven Tendenzen gefördert hatte. Nach der Erkrankung erwies es sich, daß die integrative Leistungsmöglichkeit des Ich gewachsen war, daß es realitätsgerechter entscheiden konnte.« Mitscherlich beschreibt damit Patienten mit Infektionskrankheiten, die vor einem unlösbaren Konflikt stehen und durch die Körperkrankheit ein Moratorium, einen Entscheidungsaufschub, erhalten. Im Kranken wachsen die integrativen Fähigkeiten des Ich an und befähigen ihn, später realitätsgerecht zu entscheiden. Meiner Beobachtung nach ist dieser Aufschub nicht allein auf Infektionskrankheiten beschränkt. Andere Körperkrankheiten können ebenfalls jenes Moratorium liefern. Dem Gedanken des Entscheidungsaufschubes folgend, ist zu fragen, was während des Moratoriums im Patienten geschieht.

Mein theoretisches Bezugssystem, das der Klärung

dieser Frage dient, ist die Freudsche psychoanalytische Theorie, ihre Metapsychologie und die späteren Ergänzungen über den Narzißmus, insbesondere von Kohut[7] und Kernberg[8]. Beim Problem des Zusammenwirkens von Seele und Körper stütze ich mich auf die psychoanalytischen Modelle der Konversion, Regression und Resomatisation. Vorausgreifend und knapp zusammengefaßt lautet die im folgenden dargestellte Antwort auf die Ausgangsfrage:

Während des Moratoriums der Körperkrankheit geschieht eine Regression im Dienste des Ich, was ein Zurückfluten von Vorstellungen und Gefühlen auf eine frühere Entwicklungsstufe bedeutet. Regression im Dienste des Ich ist ein »reculer pour mieux sauter«. In diesem regressiven Zustand, der mit einer libidinösen Wiederbesetzung des Körpers, mit einer Resomatisierung von Affekten und der Wiederbelebung des archaischen Körper-Selbst verbunden ist, entwickelt das Ich Selbstheilungstendenzen. Damit ist die Fähigkeit des Ich gemeint, im Körper bereitliegende Bereitschaften zu krankhaften Reaktionen zur Reparation von Störungen im Bereiche des Ich, Über-Ich oder Selbst heranzuziehen. In der Regression gelingt dem Ich mit Hilfe der Körperkrankheit eine seelische Umstrukturierung.

Ich werde im folgenden vier Konzepte aufzeigen, welche diese Dynamik veranschaulichen und den adaptativen Sinn der Körperkrankheit deutlich machen.

Diese vier Konzepte beziehen sich auf:

a) die Körperkrankheit als emotionale Ich-Erweiterung

b) die Körperkrankheit als Verlustverarbeitung

c) die Körperkrankheit als Sühne

d) die Körperkrankheit als narzißtische Reparation.

Möglichkeit 1: Körperkrankheit als emotionale Ich-Erweiterung

Während der Körperkrankheit werden Gefühle am Körper wahrgenommen, die dem Ich neue seelische Erlebnisweisen ermöglichen. Es sind Gefühle, die bisher dem Patienten fremd und unzugänglich waren. Ein verdrängter und ab gespaltener emotionaler Persönlichkeitsanteil wird dem Erleben zugänglich gemacht. Es erfolgt im günstigen Fall subjektiv ein Durchbruch und ein seelischer Neubeginn, den der Patient als sehr befreiend und wohltuend erleben kann. Da der Körper zum Austragungsort der neuen Gefühle wird, erfährt der Patient alles »am eigenen Leib« und daher besonders intensiv. Die Krankheit dient einer gefühlsmäßigen Ich-Erweiterung.

Beispiel: Magendarminfekt

Ein 40jähriger Schauspieler begab sich in eine

Psychoanalyse, weil er an schweren Arbeitsstörungen und Depressionen litt. Seit einigen Jahren konnte er nur noch alkoholisiert auf der Bühne auftreten. Er hatte zwar meist großen Erfolg und Applaus, litt aber nach den Theatervorstellungen an unsäglicher Leere und Depressionen, die er mit weiterem Alkoholkonsum zu behandeln versuchte. Die Psychoanalyse, zu der er viermal pro Woche kam, dauerte mehrere Jahre.

Ein wesentliches Thema seines Lebens war eine massive Angst vor Manipulation. Der Patient hatte eine sehr aktive und eindringende Mutter gehabt, die ihn völlig beherrschte, als Mädchen erzogen und nur eines zu verhindern versucht hat: daß der Patient so werden würde wie sein für die Mutter so enttäuschender Vater. Sie hatte ihn als einen Schwachkopf erlebt. Der Patient identifizierte sich unter den erzieherischen Einflüssen mit seiner Mutter, wurde zum Homosexuellen, der wie eine Frau die Männer liebte, und entwickelte seinerseits starke phallische Manipulationstendenzen seiner Umwelt gegenüber. Im Gegensatz zur Mutter hatte er viel Charme, Schauspielertalent und eine Verzauberungsgabe, die ihm Sympathie und äußeren Erfolg brachte. Im Grunde fühlte er sich aber allein und leer, litt unter seiner Einsamkeit und unter dem Zwang, die Umwelt begeistern und immer wieder für sich gewinnen zu müssen. Die ursprüngliche

Angst vor dem manipulativen Eindringen der Mutter hatte der Patient so verarbeitet, daß er sich mit der Angreiferin identifizierte und selber wie sie wurde.

Etwa in der Mitte der Behandlung wurde der erwähnte Zusammenhang zu einem zentralen Thema der Psychoanalyse. Gegen die Wiederbelebung dieser Erlebniskonstellation in der Übertragungsbeziehung sträubte sich der Patient heftig. Die durch den mütterlichen Aktivismus behinderten Abhängigkeitswünsche, seine Traurigkeit und Einsamkeit begannen, dem Patienten in dieser Analysenphase bewußt zu werden und lösten starke Angst aus. Er reagierte mit heftigem Agieren, verliebte sich in manischer Hektik immer wieder in junge Männer, reiste an vorstellungsfreien Tagen in halb Europa herum, gab Sondervorstellungen und verstärkte seinen Aktivismus. So wie früher seine Mutter, die eine begehrte und vielgereiste Sängerin gewesen war, gebrauchte er die Verliebtheiten, das Herumreisen und das Theaterspielen zur Abwehr der Einsamkeit und Leere. In der Analyse war dem Patienten der Zusammenhang seines aktuellen Befindens mit der Mutter, seine Identifikation mit ihr mehrfach gedeutet worden, ohne daß diese Deutungen eine Wirkung zu haben schienen.

Zu dieser Zeit hoher innerer Spannung brach der Patient plötzlich nach einer großen Theatervorstellung zusammen. Der herbeigerufene Arzt stellte einen Kreislaufkollaps und einen Magendarminfekt fest. Der Patient mußte mit Durchfall und Erbrechen drei Wochen lang das Bett hüten. Während dieser Krankheit trat eine Verwandlung auf, die er, als er wieder zur Analyse kommen konnte, so beschrieb: es sei während dieser Zeit Wichtiges geschehen. Er habe etwas von der psychoanalytischen Arbeit der vergangenen Monate am eigenen Körper erfahren. Er habe erkannt, daß Geschehen-Lassen und das Akzeptieren seiner physischen Schwäche und seiner Traurigkeit eine Alternative zur Manipulation seien. Es sei für ihn trotz allem körperlichen Elend während der Krankheit wie ein Neubeginn gewesen. Seine Kraftlosigkeit und sein elendes Befinden hätten ihm Passivität und Traurigkeit gebracht. Traurig sei er auch geworden, weil er kurz vor dem körperlichen Zusammenbruch die Sinnlosigkeit seiner letzten Liebesbeziehung zu einem jungen Alkoholiker erkannt habe. Während der Bettlägerigkeit habe er diese Beziehung aufgelöst. Dabei habe er immer wieder daran denken müssen, daß es vor Wochen in der Analyse darum gegangen sei, daß die Alternative zum Manipulieren das Geschehen-Lassen sei.

Kommentar und Deutung: Diese körperliche Krankheit war der Abschluß eines Analysenabschnittes gewesen, in dem es um die Bearbeitung der Identifikation des Patienten mit seiner Mutter ging, und sie leitete auch eine neue Phase ein. Der Patient hatte anhand der somatischen Krankheit am eigenen Körper die Erlebnisqualität der Passivität, des Nicht-mehr-Könnens und der Traurigkeit erfahren, welche bisher verdrängt und in der Latenz gehalten worden waren. Denn seine Mutter hatte ihre eigene Traurigkeit nie akzeptiert und daher diese auch bei ihrem Sohn durch submanische Stimulationen abgewehrt. Im weiteren Verlauf der Analyse wuchsen dann neben der Fähigkeit zum Traurigsein auch seine Beziehungsmöglichkeiten. Der Patient wurde von den Mitmenschen als echter empfunden und seine Einsamkeit schrumpfte auf ein erträgliches Maß zusammen.

Während dieser Schauspieler durch die Körperkrankheit, die im Laufe einer Psychoanalyse auftrat, die Erlebnisqualität des Passiv-Seins und Geschehen-Lassens erstmals am eigenen Leibe erlebte, und während sein Ich damit eine Erweiterung erfuhr, sehen die gefühlsmäßigen Neuerfahrungen bei andern Patienten anders aus. Stets ist es etwas ganz Privates und Individuelles, etwas Einmaliges und Unvorhergesehenes. Zwei kurze Beispiele, die noch detaillierter zu schildern sein werden, seien in diesem Zusammenhang erwähnt.

Eine Photographin entdeckte während einer Grippe und einer schmerzhaften Halskehre erstmals, daß ihr Kopf am Körper festgeschraubt sei und nicht verloren gehen könne. Für sie war dies mit dem Anfang eines neuen Selbstbewußtseins verbunden. Sie hatte sich bisher immer als Ich-schwach und selbstunsicher gefühlt, so »wie wenn sie keinen Kopf hätte«.

Eine andere Patientin, eine Sekretärin, die phasenweise unter akuten Gewichtsschwankungen und an dem sehr unangenehmen diffusen Gefühl litt, sie sei zu dick, angeschwollen und körperlich aufgeschwemmt, bekam diese Körperschemastörung immer dann, wenn sie sich von ihrer übermächtigen Mutter aufgesogen fühlte. Das Aufschwemmungsgefühl war ein erster, am eigenen Körper vollzogener Schritt, sich gegen das übermächtige Objekt abzugrenzen und die eigene Dominanz zu betonen.

Man kann den adaptativen Sinn des Körperleidens, der dem Ich eine emotionale Neuerfahrung ermöglicht, auch eine am Körper vollzogene emotionelle Probehandlung nennen. Passivität, Selbstbewußtsein oder Erfahrung der Selbstgrenzen – um bei den erwähnten Beispielen zu bleiben – sind Gefühlsqualitäten, die sonst vorwiegend in Objektbeziehungen erfahren werden. Bei unseren Patienten tritt der Körper als erster Partner auf und vermittelt Neuerfahrungen, wie sie sonst in der frühen Kindheit in der Beziehung zur Mutter oder während einer Psychoanalyse in der Beziehung zum Analytiker möglich werden.

Die gefühlsmäßige Neuerfahrung durch ein Körperleiden findet sich vor allem bei den gelungenen Selbstheilungsversuchen, die noch näher beschrieben werden. Oft erleben sie auch Patienten in fortgeschrittenen Phasen einer Psychotherapie oder Psychoanalyse. Während der therapeutischen Regression werden am Körper abgespaltene Teile des eigenen Wesens wiederbelebt oder überhaupt erstmals erfahren. Daß die Somatisierung im Laufe einer Psychotherapie oder einer Psychoanalyse auch eine ganz andere Bedeutung haben kann und dem Widerstand dient, etwa der Abwehr einer negativen Übertragung, sei hier am Rande hervorgehoben.

Wenn die Körperkrankheit einer seelischen Neuerfahrung dient, dann erlebt sich der Patient nach dem Leiden als ein anderer Mensch, als echter und wahrer.

Manchmal hat er den Eindruck, daß er erst jetzt ganz und vorbehaltlos zu sich und seinen Gefühlen stehen kann. Eindrücklich werden wir dies in den literarischen Beispielen am Selbstzeugnis von C. G. Jung sehen.

Möglichkeit 2: Körperkrankheit als Verlustverarbeitung

Körperkrankheiten und körperliche Symptome treten als Reaktion auf einen äußeren oder inneren Verlust auf. Sie sind eine besondere Form der

Trauerarbeit und stellen einen Versuch dar, den Verlust zu verarbeiten und über ihn hinwegzukommen.

Ein klinisches Beispiel soll dies erläutern:

Beispiel: Fingerverletzung

Ein 48jähriger Pianist schneidet sich beim Brotschneiden in den Finger und muß zwei Monate mit seinem Beruf aussetzen. Kurz nach dem Unfall sagte er: »Jetzt werde ich mein Problem lösen, jetzt habe ich Zeit für meine Frau und meine 10jährige Tochter.«

Einige Monate vor dem Unfall war er in Psychotherapie gekommen, weil seine Ehe gefährdet sei. Er gebe zu viele Konzerte und reise zuviel herum. Seine Ehe leide unter diesen Aktivitäten. Seine Frau mache nicht mehr mit, und er wisse nicht mehr ein noch aus. Er liebe seinen Beruf, welcher Reisen verlange, aber er liebe auch seine Frau, die Häuslichkeit wolle.

In der Psychotherapie zeigte sich bald, daß die zugrunde liegende Problematik komplizierter war. Der Patient gefährdete mit seiner übertriebenen Reisetätigkeit die eigene Ehe wegen eines noch nicht verarbeiteten Verlustes: Er hatte früher eine 10jährige Tochter, die er aus einer frühkindlichen Angst vor der Mutter und vor Frauen immer abgelehnt hatte, durch einen Autounfall verloren. Wegen seiner Ablehnungsgefühle fühlte er sich schuldig. Aus einem unbewußten Strafbedürfnis heraus gefährdete er sein jetziges

Familienglück mit den vielen Reisen. Es war dies die Zeit, als die zweite Tochter 10jährig geworden war, d. h. so alt wie die erste Tochter, als sie beim Autounfall starb. In der Psychotherapie war diese unbewußte Dynamik mit dem Patienten bearbeitet worden. Die Einsicht in diesen Komplex genügte aber nicht ganz, um sein familiengefährdendes Reiseverhalten zu ändern. In dieser Situation traten die Fehlleistung beim Brotschneiden und die Fingerverletzung auf. Jetzt konnte der Patient keine Konzerte mehr geben und umherreisen, er mußte als krankes Opfer bei seiner Familie bleiben. Er genoß dies sehr, denn die Fehlhandlung legitimierte seine authentischen Strebungen nach Nähe und Intimität in der Familie.

Einige Zeit später, als er seine Arbeitsfähigkeit wiedererlangt hatte und erneut umherreiste, diesmal aber in Abstimmung mit den Bedürfnissen seiner Frau, meinte er bedeutungsvoll: »Die Fehlleistung beim Brotabschneiden und die Fingerverletzung hatten einen tieferen und für mich wichtigen Sinn.«

Kommentar und Deutung: Der Unfall und die dadurch bedingte Arbeitsunfähigkeit gaben dem Patienten die Möglichkeit, ohne Gesichtsverlust der Familie entgegenzukommen. Er hatte jetzt für seine Frau und seine Kinder Zeit. Die tiefere Bedeutung des Unfalls wies aber auf den nicht verarbeiteten Verlust der ersten Tochter und die

noch wirksamen Schuldgefühle hin. Sein Unbewußtes sagte quasi zum Patienten: »Weil du deine erste Tochter, die 10jährig starb, nie geliebt hast, sollst du jetzt, wo deine zweite Tochter 10jährig wird, mit der Zerstörung deines Eheglücks bestraft werden. Du wirst soviel umherreisen müssen, bis dir zur Strafe deine Frau, die du liebst, wegläuft.« Dieser innere Komplex wies darauf hin, daß der Patient seine erste Tochter im Grunde noch nicht hatte sterben lassen. Die Schuldgefühle banden ihn noch an sie und hielten sie lebendig.
Zudem wies die ungelöste Beziehung zur Tochter noch auf die tiefere Störung zur Frau hin, die man vom Unbewußten her so formulieren könnte: »Du brauchst den Vorwand des Verlustes deiner Tochter, um deine Probleme in der Beziehung zu deiner Frau nicht sehen zu müssen.« Im Laufe der Psychotherapie gelang es dem Patienten, diese komplexe innere Problematik durchzuarbeiten, sich von seiner ersten Tochter innerlich zu trennen und auch zu seiner Frau ein neues Verhältnis zu gewinnen.

Anhand dieses Beispiels stellen sich zwei Fragen: einmal ist zu klären, welche Konzepte darüber bestehen, daß der Körper mit Krankheit auf einen Verlust reagiert, zum andern ist nach der Beziehungsstruktur, d. h. der Objektbeziehung zum verlorenen Objekt, zu fragen, deren Eigentümlichkeit es offenbar ist, daß der Körper in die Verlustreaktion mitinvolviert wird. Im allgemeinen erfolgt auf einen Verlust eine psychische Reaktion, zum Beispiel Trauer oder depressive Verstimmung. In unserem Paradigma mit dem Pianisten und bei vielen anderen Patienten tritt anstelle der zu erwartenden Traurigkeit eine Körperkrankheit auf.

Zur Klärung der ersten Frage hilft das Konversionsmodell. Freud[9] hatte anhand der Hysterie mit der Konversion einen Abwehrvorgang beschrieben, wonach unerträgliche Vorstellungen in körperliche Symptome, z. B. Schmerzen oder Lähmungen, verwandelt werden können. Rangell[10] hat später das Konversionskonzept über die Hysterie hinaus erweitert, und Deutsch[11] hat hinsichtlich Verlustreaktionen die Auffassung vertreten, daß es symbolisch zu einer Wiedervereinigung mit dem verlorenen Objekt kommen kann. Die Phantasie des einverleibten oder internalisierten Objektes ruht nach Deutsch im Körper, in einzelnen Organen oder deren Repräsentanzen, so daß es dort zu Funktionsstörungen kommen kann. Bezogen auf das Beispiel unseres Pianisten hieße dies, daß in der Handverletzung symbolisch und unbewußt die Wiedervereinigung mit der verlorenen Tochter vollzogen wird und zwar zu jenem Zeitpunkt – dem 10. Lebensjahr der zweiten Tochter –, als der unverarbeitete Trennungsschmerz besonders intensiv spürbar wurde.

Grinberg[12] hat ebenfalls die Konversionsvorgänge bei Verlustreaktionen und bei Trauer untersucht.

Nach ihm sind Körperkrankheiten Ausdruck einer pathologischen Trauer über ein reales oder phantasiertes Objekt. Er beschreibt im psychoanalytischen Konzept von Melanie Klein die innerseelischen Umstrukturierungen, die während eines solchen Trauerprozesses erfolgen. Dabei betont Grinberg vor allem zwei unbewußte Phantasien, die eine Rolle spielen: die unbewußte Phantasie von der eigenen Aggressivität, die zur Körperkrankheit geführt hat, und die unbewußte Phantasie vom verlorenen Objekt, das mit dem Leiden im Körper wiederbelebt wird.

Die Wiederbelebung des verlorenen Objektes in Form der Körpersymptome ist an sich noch keine Verlustverarbeitung, sondern gerade das Gegenteil, die Verleugnung des Verlustes und die symbolische Aufrechterhaltung des Objektes. Beim gelungen Reparationsversuch erfolgt die eigentliche Trennung und Trauerarbeit während des Heilungsprozesses. Mit dem Abheilen der körperlichen Krankheit und der damit verbundenen psychischen Prozesse wird das symbolisch im Körpersymptom am Leben erhaltene Objekt aufgegeben. Das Ich tritt aus seiner krankheitsbedingten Regression heraus und ersetzt jetzt das verlorene Objekt mit der Aufnahme neuer Objektbeziehungen.

Die zweite Frage bezieht sich auf die Struktur der Objektbeziehung. Wie sieht die Objektbeziehung aus, wenn der Patient auf den Verlust mit einer Körperkrankheit reagiert? – Die Psychoanalyse unterscheidet grundsätzlich zwei Formen von Objektbeziehungen: narzißtische und objektale. Bei der narzißtischen Objektbeziehung ist das Objekt noch ein Teil des Selbst und erfüllt eine bestimmte Funktion im Selbst. Man spricht von Selbst-Objekten. Die frühe Mutter-Kind-Symbiose ist ein Beispiel dafür. Beide Partner bilden eine Einheit und sind funktional aufeinander bezogen. Die andere Beziehungsstruktur, die objektale Beziehung, entwickelt sich genetisch später. In ihr wird das Objekt abgetrennt und unterschieden vom eigenen Selbst, als Nicht-Selbst wahrgenommen. Als Beispiel sei die Beziehung eines 5jährigen Jungen zu seiner Mutter erwähnt. Er erlebt sie als von sich getrennte Person, die er gerade wegen des Andersseins heftig liebt und begehrt.

Patienten, die auf einen Verlust mit einer Körperkrankheit reagieren, hatten zum verlorenen Objekt mindestens partiell eine narzißtische Beziehungsstruktur. Es handelt sich um Selbst-Objekte, die verlorengegangen sind oder die ihre Funktion als Selbst-Objekte nicht mehr erfüllen. Der Pianist hatte eine narzißtische Beziehung zu seiner ersten Tochter gehabt. Wie sich im Laufe der Psychotherapie zeigte, stellte sie das negative Selbst des Patienten dar. An sie hatte er alle seine innere Schlechtigkeit delegieren können, um damit die eigene Grandiosität und Vollkommenheit aufrecht zu erhalten.

Möglichkeit 3: Körperkrankheit als Sühne

Man könnte diesen Abschnitt auch mit dem Titel »Körperkrankheit als Strafe« überschreiben. Der reparative Aspekt des Leidens würde damit aber zu wenig hervorgehoben. Das Wort »Sühne« hat hingegen reparativen Charakter. Die Krankheit ist eine reparative Reaktion auf eine Störung in der Beziehung zwischen Ich resp. Es und Über-Ich. Freud hat die menschliche Psyche in die drei Strukturen Ich, Es und Über-Ich aufgegliedert. Dabei repräsentiert das Es die Triebe, das Ich umfaßt jene seelische Funktionen, die mit der Umwelt in Verbindung stehen, und das Über-Ich stellt die internalisierten moralischen Gebote der Kindheit dar. Das Über-Ich deckt sich weitgehend mit dem Gewissen. Ein Wesensmerkmal des Über-Ich besteht im Talionsprinzip. Es ist dies das Gesetz der Vergeltung, welches »Auge um Auge, Zahn um Zahn« verlangt. Bei Handlungen und bei unbewußten Wünschen, die vom Über-Ich abgelehnt werden, erfolgt Strafe. Dabei vollzieht sich die Strafe an jenem Organ, das »gesündigt« hat. Kemper[13] bringt dazu verschiedene Beispiele aus der psychosomatischen Medizin. So bekam eine Frau krampfartige Schreibschwierigkeiten beim Unterschreiben, nachdem sie sich unter falschem Namen zu einem Rendez-vous in einem Hotel eingetragen hatte. Oder ein Mann erwies sich bei jedem Versuch zu einer außerehelichen Beziehung als impotent.

Im Hinblick auf das bestrafende Gewissen sei auch an die von Freud[14] beschriebenen Verbrecher aus Schuldgefühl erinnert. Es sind Menschen, die ein Verbrechen begehen, um für ihre von früher her stammenden ödipalen Wünsche von einem archaischen Über-Ich bestraft zu werden. Unter weniger dramatischen Umständen kann man manchmal an Kindern das unbewußte Strafbedürfnis beobachten, das nach einem verbotenen Wunsch oder einer verbotenen Handlung bei ihnen auftritt. Ein 5jähriger Junge quängelte so lange herum, bis die Mutter heftig mit ihm schimpfte und ihn schlug. Er hatte zuvor hinter ihrem Rücken Zucker gestohlen, fühlte sich schuldig und provozierte unbewußt mit dem Quängeln die Schläge. Nach der Strafe war er wieder ganz ruhig und zufrieden.

Bei der Selbstbestrafung aus unbewußtem Schuldgefühl geht es stets um die Wiederherstellung einer spannungsfreien Beziehung zwischen Ich und Über-Ich. Die Strafe hat eine reparative Funktion für das Wohlbefinden und die narzißtische Homöostase. Zulliger[15] hat dafür schöne Beispiele von Kindern und Jugendlichen gegeben. Der Patient fühlt sich nach der Bestrafung wieder wohl. Die verschiedenen Bußhandlungen und Reinigungsrituale in den Religionen dienen ebenfalls dieser Selbstreparation.

Bußakte und Strafen können verschiedene Formen

annehmen und in Mißerfolgen, Scheitern, Fehlleistungen, Verstimmungen etc. bestehen. Stets sind es Leidenszustände, die für den Betreffenden sehr qualvoll sind. Die Strafe und die Sühne können auch mit Hilfe einer physischen Verletzung oder körperlichen Krankheit vollzogen werden. Mit dem Leiden büßt der Patient für eine vom Über-Ich abgelehnte Tendenz und stellt damit sein inneres Wohlbefinden und sein Gleichgewicht zwischen Ich und Über-Ich wieder her. Solche Sühneleistungen sind stets individuell ausgeformt, es sind unbewußt ablaufende Prozesse, und ohne deutende Hilfe weiß der Patient davon nichts.

Im letzten Kapitel wurden die unbewußt wirksamen Straftendenzen des Über-Ich am Beispiel des Pianisten bereits dargestellt. Dabei ist wichtig hervorzuheben, daß das Unbewußte keinen Unterschied zwischen Wünschen und Taten macht. Das Über-Ich straft das Ich für Wünsche ebenso wie für realisierte Missetaten. Weil der Pianist seine erste Tochter gehaßt hatte, war er vom Über-Ich her für ihren Tod verantwortlich. Die Strafe für seine Todeswünsche war die Fingerverletzung anläßlich des 10. Lebensjahres der zweiten Tochter. Da er Pianist war, war diese Fingerverletzung symbolisch die Kapitalstrafe.

Innerhalb von Familien kommt es gelegentlich vor, daß ein Mitglied, oft ein Kind, ständig kränkelt und schwach ist. Wenn man im Laufe einer Familientherapie Einblick in die Interaktionen einer solchen Familiengruppe bekommt, dann kann es sein, daß sich das ständig kränkelnde Mitglied mit den unbewußten negativen Tendenzen der andern identifiziert und quasi den Container für alles Böse und Elende der übrigen Familie darstellt. Die Familiengruppe funktioniert so lange gut, als das schwache Mitglied mit seiner Kränklichkeit die intrafamiliäre Homöostase garantiert. Es ist der Sündenbock, auf dem sich in Form von körperlichem Kränkeln die Strafe des Familien-Über-Ich für alle bösen Wünsche und Taten der andern entlädt. Die einzelnen Familienmitglieder ersparen sich damit die Auseinandersetzung mit der eigenen Schwäche, Hilfebedürftigkeit, Depressivität oder Kränklichkeit. Die Krankheit des Einen ist die Reparation für das gefährdete Gleichgewicht der Andern, insbesondere für das Gleichgewicht zwischen Familien-Ich und Familien-Über-Ich.

Für religiöse Menschen stellt sich die Frage, ob eine Körperkrankheit Straf- oder Sühnecharakter habe, meist sehr schnell. Im allgemeinen handelt es sich dann, wenn sich der Patient die Krankheit auf diese Art erklärt, gerade nicht um die hier beschriebene Dynamik. Krankheit als Sühne findet sich öfters bei kleineren Unfällen oder leichten akuten Erkrankungen, die aus scheinbarer Nachlässigkeit entstanden sind. Ich denke an Erkältungen wegen zu leichter Kleidung oder an Durchfälle in den südländischen Ferien, wenn aus mangelnder hygienischer Vorsicht Wasser getrunken oder Früchte gegessen wurden.

Ein nicht seltenes Leiden, das mit unbewußten Schuldgefühlen zusammenhängt, sind chronische funktionelle Bauchschmerzen bei Frauen. Unter funktionellen Schmerzzuständen versteht man Beschwerden, die auf Funktionsstörungen, etwa Verkrampfungen, beruhen, ohne daß das betroffene Organ einen mit den heutigen Methoden nachweisbaren Schaden hat. Subjektiv leiden die Patienten unter funktionellen Störungen ebenso wie an Organschädigungen.

Störungen in der Entwicklung zur weiblichen Selbstidentität führen bei Patientinnen mit unbewußten Schuldgefühlen zusammen mit Störungen in der Triebentwicklung zu einer fehlenden Integration der Sexualität und Erotik. Die Folge sind Bauchschmerzen, die sich in einer Vielzahl von funktionellen Einzelsymptomen äußern wie diffuses Bauchweh, Periodenschmerzen, Zwischenblutungen, Schmerzen beim Geschlechtsverkehr, Brennen beim Wasserlösen, Verstopfung usw. Das Gemeinsame dieser Symptome ist, daß sie alle am Unterleib lokalisiert sind. Unbewußte Schuldgefühle wegen genitaler Triebregungen und sexueller Gier führen zusammen mit realen Versagungen und Enttäuschungen im Leben als Frau zu diesen Beschwerden.

Die große Tragik vieler Patienten besteht darin, daß sie die Ärzte so lange bedrängen, bis diese ihrem unbewußten Strafbedürfnis nachgeben und sie nach dem Talionsprinzip am Unterleib operie-

ren, d. h. an jenem Organbezirk, der die Weiblichkeit besonders symbolisiert. Zur operativen Entfernung bieten sich vor allem Gebärmutter, Eierstöcke, Blinddarm oder Gallenblase an. Durch die Operation wird zwar das allzu strenge Über-Ich vorübergehend zufriedengestellt, die Störungen in der weiblichen Selbstidentität und die unbewußten Triebkonflikte bleiben aber bestehen. Postoperative Bauchschmerzen oder zusätzliche Verwachsungsbeschwerden zeugen davon. Zudem reagieren rund 50% aller Frauen auf den Verlust der Gebärmutter mit Depressionen (Lehtinen[16]).
Im folgenden Beispiel ließ sich ein Gynäkologe dazu verführen, der Strafvollzieher zu sein:

Beispiel: Blinddarm-Verdacht

Mit der Rettungsflugwacht wird eine 29jährige Frau mit Verdacht auf akute Blinddarmentzündung eingeflogen. Die Chirurgen können die Diagnose nicht bestätigen und teilen der Patientin mit, daß man sie nicht operieren müsse. Die Frau ist sehr enttäuscht und geht in den kommenden Tagen zu vielen Spezialisten, die stets Universitäts-Professoren sind. Sie besucht den Gastroenterologen, Gynäkologen, Urologen, Psychosomatiker, Kardiologen und Internisten. Sie bedrängt alle diese Ärzte mit ihrem Operationswunsch, diese geben ihr aber nicht nach, sondern erklären ihr, daß die Behandlung der Bauchschmerzen eher in die Hände des Psychiaters gehöre. Die Patientin ist dadurch sehr enttäuscht und sucht den nächsten Kollegen auf. Schließlich geht sie erneut zu einem anderen Gynäkologen, wieder einem Professor, und dieser Kollege amputiert ihr die Gebärmutter. Kaum hatte sie sich von der Operation erholt, leidet sie wieder an Bauchbeschwerden und beginnt erneut, Ärzte aufzusuchen.

Kommentar und Deutung: Der Hintergrund des drängenden Operationswunsches dieser Patientin, die durch ihr hilfloses Weinen jedem Arzt auffiel, waren starke Insuffizienzgefühle als Frau. Sie hatte den Eindruck, daß sie ihrem Mann als Partnerin nicht genüge, und sie litt unter heftigen Schuldgefühlen, weil ihre drei Kinder stets krank waren und weil sie zudem ein Kind verloren hatte. Sie meinte, sie sei an der körperlichen Schwäche ihrer Kinder schuld, und hoffte unbewußt, durch eine Operation, die sie wie eine Strafe erlebte, von ihren quälenden Gewissensbissen entlastet zu werden. Wie der Verlauf zeigte, half diese Selbstbestrafung in Form der Uterusamputation aber nicht.

Krankheit als Sühne ist vom Konzept her leicht zu verstehen. Schwer ist die psychotherapeutische Behandlung von Patienten, bei denen sie der Wiederherstellung eines gestörten Gleichgewichtes zwischen Ich und Über-Ich dient. Nur unter günstigen Bedingungen, wie z. B. beim Pianisten, der eine starke Motivation zur Psychotherapie hatte,

kommt eine fruchtbare und hilfreiche seelische Behandlung zustande.
Warum sind die psychotherapeutischen Bemühungen bei diesen Patienten oft erfolglos? – Weil die Position eines strengen Über-Ich, die internalisierten Verbote und Gebote aus der frühen Kindheit und die damit verbundenen Strukturen im Ich nur schwer zu modifizieren sind. Eine Modifikation kann am ehesten in einer langen Psychoanalyse oder seltenerweise unter ganz besonderen Lebensumständen, zum Beispiel in tiefgehenden menschlichen Begegnungen, geschehen. Falls eine Umstrukturierung zustande kommt, dann wird der früher strenge und rigide Patient weicher, wohlwollender und gütiger. Die Selbstbestrafungstendenzen und die Knechtung des Ich durch ein überstrenges Gewissen erübrigen sich dann.
Falls keine innere Umstrukturierung im Patienten stattfindet, dann gehören die meisten Versuche, mit der Krankheit eine Reparation im Bereich des Gewissens zu vollziehen, zu den gescheiterten Selbstheilungsversuchen. Dies heißt, daß der Mensch nach der Körperkrankheit der gleiche bleibt und daß sich die gleiche Dynamik zu einem späteren Zeitpunkt wieder abspielen wird. Denn der Patient ist der Gefangene eines überstrengen Gewissens, das wie ein böses Gericht immer wieder nach Strafe verlangt.

Möglichkeit 4: Die Körperkrankheit als narzißtische Reparation

Die Körperkrankheit und die körperlichen Symptome treten auf, wenn das Selbst und die narzißtische Organisation des Patienten verletzt worden sind. Das Leiden ist eine reparative Reaktion auf narzißtische Kränkungen. Es kommt nach den Kränkungen zu einer Regression auf frühe seelische Funktionsweisen, und die adaptative Funktion der körperlichen Krankheit besteht darin, das verletzte Selbst zu reparieren.

Das Selbst ist eine Instanz innerhalb der Persönlichkeit, welche nach gelungener narzißtischer Entwicklung beim Erwachsenen das Selbstwertgefühl, die lustvolle Beziehung zum eigenen Körper und das Gefühl der psychischen Identität garantiert. Am Anfang der seelischen Entwicklung besteht eine symbiotische Beziehung zur Mutter, in der spannungslose Lust und paradiesische Einheit bestehen. Mit den unausweichlichen Trennungen von der Mutter in den ersten Lebensmonaten entstehen Spannungen beim Kind, die zur Aufspaltung der Welt in Ich und Nicht-Ich und zur Ausbildung von Selbstrepräsentanzen und Objekt-Repräsentanzen führen. Dabei werden im Bereich des Narzißmus vorübergehend die zwei Konfigurationen der idealisierten Eltern-Imago und des grandiosen Selbst aufgerichtet. Die idealisierte Eltern-Imago wird später beim Erwachsenen zum

Ich-Ideal transformiert, das grandiose Selbst hingegen in ein lustvoll erlebtes Bild von der eigenen Person, welche Ambitionen im Leben hat und Ziele anstrebt (Kohut)[17].

Wenn es nach narzißtischen Verletzungen und Kränkungen zur Regression und zum Zurückfluten von libidinöser Energie auf frühere seelische Organisationsstufen kommt, können die Konfigurationen der idealisierten Eltern-Imago oder des grandiosen Selbst wiederbelebt werden. Im Falle der Körperkrankheit kommt es zur Wiederbelebung des grandiosen Selbst und zur narzißtischen Wiederbesetzung des Körper-Ich, einer frühen seelischen Struktur, in der Körper und Seele noch nicht getrennt sind. Der Patient erlebt sich im Krankheitszustand als Zentrum der Welt. Er ist durch das Körperleiden nur auf sich selber konzentriert und nimmt die meisten Objektbeziehungen zurück.

Die schmerzbedingte Überbesetzung des Körpers ist ein Versuch, die verletzten Selbst-Grenzen wiederherzustellen. Das Schmerzerlebnis während eines Migräneanfalls oder während Bauchkrämpfen läßt den Patienten, ähnlich einem Schizophrenen, der ständig mit dem Kopf an die Wand schlägt, seine Selbst-Grenzen physisch erfahren.

Zu dieser psychodynamischen Konstellation möchte ich zwei Beispiele anführen.

Beispiel: Chronische Bauchschmerzen

Eine 32jährige verheiratete Verkäuferin wird

von einem Chirurgen, der die vierte Operation ablehnt, zum Psychotherapeuten geschickt. In 1 ½ Jahren war die Patientin bereits dreimal operiert (Appendektomie mit Tubenresektion, Laparotomie, Blockade eines Nerven) und von 10 verschiedenen Ärzten untersucht worden, ohne daß ihr geholfen wurde. Sie litt an chronischen Bauchschmerzen.

Vor acht Jahren hatte sie eine Zangengeburt gehabt und anschließend gelegentlich unter Bauchweh gelitten. Das heftige Bauchweh, weswegen sie jetzt die Ärzte aufsuchte, begann aber erst vor 1 ½ Jahren und führte neben den drei Operationen zu unzähligen ergebnislosen Abklärungen. Die Patientin drängte erneut auf eine Operation und fand auch einen Arzt, der sie mit der Diagnose einer fraglichen Inguinalhernie erneut dem Chirurgen zuwies. Dieser lehnte aber eine vierte Operation ab.

Worum ging es bei dieser 32jährigen Frau, die bis vor 1 ½ Jahren gesund gewesen war und jetzt plötzlich von einem Arzt zum andern und von einer Spezialklinik zur nächsten geschickt wurde, ohne daß sich ihre Bauchbeschwerden besserten?

Die Patientin hatte vor acht Jahren einen Sohn geboren, der wegen der Zangengeburt hirngeschädigt war. Dieses Kind war für sie eine ungeheure Kränkung. Da sie selber von Geburt an unerwünscht gewesen war und infolge einer Ge-

fängnisstrafe des Vaters in Pflegefamilien aufwuchs, hatte sie sich nie als eine vollwertige Frau erlebt. Die Mutter gab ihr früh zu verstehen, sie sei nicht nur unerwünscht gewesen, sondern so wie sie sei, könne man sie auch heute noch nicht akzeptieren. Obwohl die Patientin äußerlich eine normale Entwicklung mit Schulbesuch, Lehre und Heirat genommen hatte, erlebte sie sich doch als mangelhaft und identifizierte sich mit der ablehnenden Haltung der Mutter. Sie hatte das Gefühl, keine richtige Frau zu sein, und hoffte, eines Tages der Mutter zeigen zu können, daß diese unrecht habe. Der Hirnschaden des Sohnes infolge der Zangengeburt war dann für die Patientin wie ein sichtbarer Beweis für ihre Mangelhaftigkeit, die sie gerade durch den Akt der Geburt hatte ausgleichen wollen. Es war, als würden sich die Worte der Mutter doch bewahrheiten, daß sie als Frau eine Versagerin sei.
Es erstaunt daher nicht, daß sie den Gehirnschaden des Sohnes auf fast groteske Weise vor sich und der Umwelt zu verleugnen suchte. So glaubte sie den Geburtshelfern nicht, welche die Hirnverletzung sofort feststellten und ihr voraussagten, daß das Kind eine verzögerte Entwicklung nehmen werde. Die Patientin störte sich auch nicht an dem verspätet auftretenden Sitzen, Gehen und Sprechen des Kindes, sondern hielt dies für normal. Auch die monatlich mehrmals auftretenden hirnorganisch bedingten

Krampfanfälle beunruhigten sie nicht, sondern sie schickte das Kind erst zu einem Kinderpsychiater, als zufällig der Hausarzt einen hirnbedingten Krampfanfall beobachtete. Die Kinderpsychiater stellten eine Bildungsschwäche fest und sagten der Patientin wieder voraus, daß der Junge in der Schule nicht nachkommen werde. Auch dies verleugnete sie vor sich, bis dann das Kind 7jährig tatsächlich nach der Einschulung versagte und nicht mitkam. Jetzt konnte sie den Mangel ihres Sohnes vor sich nicht mehr verbergen; zu diesem Zeitpunkt bekam sie ihre Bauchschmerzen.

Kommentar und Deutung: Die Bauchschmerzen waren Ausdruck einer schweren narzißtischen Kränkung. Mit dem Offenbarwerden der Krankheit des Sohnes erlebte die Patientin den Verlust eines Teiles ihres Selbst. Der Sohn repräsentierte jenen idealisierten Selbst-Teil, welcher die Patientin als Frau vollkommen machen sollte. Als sich dies als Illusion erwies, traten die Schmerzen im Bauchbereich als einzige Erlebnisform für den Verlust des guten Selbst-Teils auf. Dem Bauchschmerz kommt die Funktion zu, die Selbst-Grenzen durch die schmerzhafte Eigenstimulation vermehrt zu spüren. Sie stellen einen Versuch dar, die Kohärenz des Selbst wiederherzustellen.

Das andere Beispiel, in dem gezeigt werden soll, wie ein körperliches Leiden die Funktion hat, eine

Verletzung im Bereich des Selbst auszugleichen, bezieht sich auf das nicht seltene Leiden der Migräne.

Beispiel: Migräne

Ein 40jähriger Migränepatient berichtet in einer Montagssitzung während der Psychoanalyse, er habe am Sonntag einen Migräneanfall erlebt. Seine 8jährige Tochter hatte Erstkommunion. Er schildert, wie für ihn die eigene Erstkommunion mit 8 Jahren ein ganz besonderes Ereignis gewesen sei. Er stand damals vor über 30 Jahren ganz im Zentrum der Familie, wurde von allen Seiten bewundert und hatte erstmals das Gefühl, daß er von Gott beschützt werde, und daß die Welt vollkommen sei. Sonst habe er sich in seiner Jugend immer irgendwie bedroht gefühlt. Er erzählt, daß sich seine Frau an diesem Sonntag merkwürdig verhalten habe. Während er, ganz aufgeregt und innerlich bewegt, der Tochter bei der Erstkommunion all das Schöne und Einmalige vermitteln wollte, das er selber von früher her kannte, zog sich seine Frau desinteressiert zurück. Sie half ihm nicht, das Wohnzimmer herzurichten und den Tisch für die erwarteten Gäste zu schmücken und zu decken, sondern sie ging ins Schlafzimmer und begann, sich lange und ausgiebig zu schminken, ihre Fingernägel zu lackieren, ohne das geringste Interesse für das Fest. Der Patient forderte sie auf mitzuhelfen, sie aber reagierte nicht, so daß er die Vorbereitungen um so heftiger in die Hand nahm. Plötzlich setzten heftige Kopfschmerzen ein, ein Migräneanfall begann, er mußte Cafergot nehmen und sich ins abgedunkelte Zimmer zurückziehen.

Kommentar und Deutung: Es hatte sich ergeben, daß der Patient durch den Rückzug seiner Frau von den Festvorbereitungen eine massive narzißtische Kränkung erlebte. Der Patient hatte zu seiner Frau phasenweise eine sehr enge, fusionistische Beziehung. Die Ehefrau war in solchen Phasen ein Teil von ihm selbst, unabgetrennt und einheitlich mit ihm verschmolzen. Wenn diese Verschmelzungsbeziehung sich einstellte, war der Patient groß und mächtig, sie dagegen klein, und er konnte sich in deren Spiegel besser wahrnehmen. Mit ihrer Ablehnung, am Fest für die Erstkommunion der Tochter aktiv teilzunehmen, verweigerte die Ehefrau dem Patienten die Einfühlung in die Bedeutung, welche das Fest für ihn hatte. Sie verweigerte ihm jene narzißtische Ergänzung und Zufuhr, die er für seine Selbstsicherheit und sein psychisches Wohlbefinden so nötig hatte. Er verlor damit jenen von der Frau ausgeliehenen Teil zur Ergänzung seines Selbst und damit seine Selbstsicherheit. Dieser verlorene Selbst-Teil wurde nun durch den Migräneanfall ersetzt.

Auch hier tritt der Migräneanfall als Folge einer narzißtischen Kränkung auf. Die Kränkung beinhaltet den Verlust der narzißtischen Zufuhr, welche die Ehefrau dem Patienten in Phasen von empathischer Einfühlung und Bewunderung zukommen ließ. Mit dem Migräneanfall nimmt der Patient seinen Kopf plötzlich sehr stark und intensiv wahr. Er zieht sich ins Bett zurück, und im abgedunkelten Zimmer wird eine fötale Welt geschaffen. Die schmerzhafte Überstimulierung des Kopfes und der Rückzug von den Objektbeziehungen sind ein Reparationsversuch für das verletzte Selbst. Nach dem abgelaufenen Migräneanfall fühlt sich der Patient besonders wohl und wie neugeboren, d. h. narzißtisch besonders kohäsiv.

Ich habe anhand dieser zwei Beispiele die Regression, welche bis zur frühen seelischen Stufe des Körper-Selbst geht, hervorgehoben. Es muß bei der krankheitsbedingten Regression nun aber auch der libidinöse Aspekt betont werden. Mit der Körperkrankheit kommt es auch zu einer libidinösen Wiederbesetzung des Körpers, die zur Triebentmischung und zum Wiederauftreten von Primärprozessen führt. Schur[18] faßt diesen Vorgang mit dem Ausdruck »Resomatisation« zusammen. Die liebevolle Zuwendung gilt dem eigenen Körper, die Pflegepersonen befriedigen bei Patienten im Spital mit Körperpflege und intimen Kontakten aus der Kinderzeit stammende Bedürfnisse nach Zuwendung und Geborgenheit, und die Welt des Kranken spaltet sich in gute und böse Objekte auf. Dazu bringt die Regression die Entlastung von den All-

tagssorgen. Viktor von Weizsäcker[19] spricht von der »Befreiung vom Soll jedes moralischen Anspruchs«. Es kommt zur Wiederbelebung des Kind-Eltern-Verhältnisses, so daß eine erwachsene partnerschaftliche Kommunikation erschwert wird.
Resümierend kann man sagen, daß die Körperkrankheit zu einer Regression im Dienste des Ich führt, welche frühe seelische Funktionsweisen reaktiviert und die libidinöse Wiederbesetzung des Körpers ermöglicht. Zusammen mit infantilen Bedürfnisbefriedigungen und der Entlastung von Realitätsanforderungen stellt der regressive Prozeß einen Versuch dar, das durch Kränkungen verletzte Selbst wieder kohärent zu machen.

Die Deutung, die Körperkrankheiten als eine narzißtische Reparation zu betrachten, scheint zu übersehen, daß körperliche Leiden ihrerseits oft eine schwere narzißtische Kränkung darstellen. Eine Grippe, ein Unfall oder ein Herzinfarkt sind zunächst wie ein Anschlag auf das Selbstgefühl, und der Patient ist unglücklich und zutiefst betroffen, daß gerade er mit dieser Krankheit überrascht wurde. Sein Selbstgefühl leidet schwer.
Wie wir noch sehen werden, ist nicht jede Körperkrankheit ein seelischer Selbstheilungsversuch. Tatsächlich können aber im Patienten widersprüchliche Tendenzen nebeneinander vorkommen. Bewußt mögen etwa die Migräne oder die

chronischen Bauchschmerzen für das Selbstgefühl des Patienten sehr verletzend sein, unbewußt können sie aber dennoch die Funktion haben, die narzißtische Homöostase wiederherzustellen. Bewußtes Erleben und unbewußte Prozesse sind nicht immer in harmonischem Einklang.

Das Phänomen der Selbstreparation durch eine körperliche Krankheit dürfte ein in der Psychiatrie gelegentlich beobachtetes Phänomen besser verstehbar machen. Ich meine das alternierende Auftreten von endogenen Psychosen und psychosomatischen Krankheiten. Spiegelberg[20] u. a. haben beobachtet, daß ein schizophrener Schub oder eine endogene Depression abheilen können, wenn körperliche Krankheiten wie Asthma bronchiale oder Colitis ulcerosa (geschwürige Darmentzündung) auftreten. Die körperlichen Leiden lösen die seelischen Krankheiten ab. Die seelische Heilung erfolgt zum Preis der neuauftretenden Krankheit. Dem Symptomwandel von der Psychose zur Körperkrankheit kommt damit eine reparative Funktion für das seelische Gleichgewicht zu.

Ich habe vier psychodynamische Möglichkeiten getrennt beschrieben, die zeigen, wie körperliche Krankheiten einen Versuch darstellen können, eine emotionale Ich-Erweiterung zu ermöglichen, innere Verluste, Gewissenskonflikte oder seelische Verletzungen auszugleichen. Im Einzelfall finden sich Überschneidungen. Die vier psychodynamischen Konstellationen sind jene, die mir bei der

Arbeit mit meinen Patienten am häufigsten begegnet sind. Es mag aber auch andere, seltenere oder von mir nicht beobachtete geben.
Ich möchte hervorheben, daß das Ich jede Art von Körperkrankheit zur seelischen Reparation heranziehen kann. Das Konzept des Selbstheilungsversuchs mit Hilfe eines Körperleidens deckt sich nicht mit den sogenannten psychosomatischen oder funktionellen Leiden. Jede körperliche Krankheit kann die Funktion eines Stabilisators in einer seelischen Krisensituation übernehmen. Allerdings ist die Selbstheilungsthese kein allgemein gültiges Prinzip in dem Sinn, daß jede Körperkrankheit auch seelischen Reparationscharakter hat. Unter welchen Bedingungen das Ich zur Bewältigung einer seelischen Krise die Körperkrankheit heranzieht oder benützt, soll im nächsten Abschnitt untersucht werden.
Es sei abschließend in diesem theoretischen Teil noch erwähnt, daß es grundsätzlich zweierlei Arten von Schmerzen gibt: körperlichen und seelischen Schmerz. Bei den erwähnten vier psychodynamischen Möglichkeiten handelt es sich stets um körperliche Schmerzzustände. Wenn man von einer Hierarchie der psychischen Organisation ausgeht, dann gehört der körperliche Schmerz zu einer früheren seelischen Organisationsstufe, während die Fähigkeit zum Erleben von psychischen Schmerzen und Kränkungen differenziertere Strukturen im Ich voraussetzt. Diese Hierarchie läßt ver-

stehen, daß eine Re-Psychisierung von somatisierten unbewußten Phantasien mit einer Belastung des Ich verbunden ist, die im Zustand der Konversion oder Somatisation fehlt. Vom Patienten her gesehen heißt dies, daß es für ihn erträglicher sein kann, Migräne-, Bauchschmerzen oder eine Fingerverletzung zu haben, als mit seiner Trauer, Leere, Kränkbarkeit oder Verzweiflung konfrontiert zu werden.

3. DER LEBENSGESCHICHTLICHE AUGENBLICK DER KRANKHEIT

Krankheiten oder Unfälle treten selten zufällig auf. Sie haben meist einen lebensgeschichtlichen Hintergrund. Allerdings bekommt der Arzt nicht sofort und ohne weiteres Einblick in den historischen Stellenwert des Leidens. Er bekommt ihn umso weniger, je mehr seine Aufmerksamkeit organorientiert ist, und je weniger Interesse er für seinen Patienten als ganzen Menschen hat.

Ärzte, die zu langfristiger Beziehung bereit sind und ihren Patienten mit Takt, menschlicher Anteilnahme und innerer Entwicklungsbereitschaft begegnen und sie über das Organische hinaus zu verstehen suchen, können oft die lebensgeschichtliche Bedeutung des Leidens erkennen. Es wird für sie dann verständlich, warum der Kranke gerade jetzt – und nicht früher oder später – erkrankte. Solche Einblicke machen den Arztberuf besonders anziehend und reich. Der Arzt ist dann nicht nur ein Helfer, sondern Teilnehmer an einer Lebensentwicklung, oft an einem Drama, und manchmal erkennt er sich in seinem Patienten und dessen Konflikten wieder.

Wie bereits betont, ist aber nicht jede körperliche Krankheit ein seelischer Selbstheilungsversuch. Der lebensgeschichtliche Stellenwert kann eine ganz andere Bedeutung als eine Selbstreparation

haben. So kann etwa eine Krankheit der Beginn des erwarteten Lebensendes sein. Es läßt sich allerdings manch ein Krankheitsschicksal besser verstehen, wenn man es zunächst einmal unter dem Aspekt der Selbstheilung betrachtet. Freud[21] hat die Frage nach dem lebensgeschichtlichen Augenblick einer Krankheit schon sehr früh gestellt. In seiner kleinen Schrift »Über neurotische Erkrankungstypen« ging er näher auf dieses Thema ein. Er arbeitete heraus, daß neurotische Krankheiten in psychodynamisch relevanten Konfliktsituationen auftreten. Es sind dies Lebensumstände, in denen das Ich wegen einer äußeren Versagung eine neue Realitätsanpassung nicht leisten kann (Konflikt zwischen Ich und Realität), oder es sind Umstände, in denen das Ich in Versuchung gerät, mit bisher verdrängten libidinösen Wünschen konfrontiert zu werden (Konflikt zwischen Ich und Es), oder es sind schließlich Anlässe, bei denen ein überstrenges Gewissen minimale Triebbefriedigungen verhindert (Konflikt zwischen Ich und Über-Ich). In all diesen Fällen entsteht als Ausweg aus dem Konflikt ein neurotisches Symptom.
Wenn man den lebensgeschichtlichen Augenblick von Körperkrankheiten unter psychodynamischen Gesichtspunkten untersucht, dann findet man vor der somatischen Symptombildung tatsächlich oft ein Versagen der bisherigen Abwehr- und Anpassungsleistungen, die dem Ausgleich von narzißtischen Verletzungen, der Stabilisierung des Selbst

oder der Abwehr von Triebkonflikten dienten. Das Versagen der bisherigen Abwehr- und Anpassungsleistungen genügt aber allein zur Entstehung von Körperkrankheiten nicht. Damit das Ich den Körper und sein Leiden zur seelischen Reparation heranziehen kann, müssen besondere Bedingungen vorliegen. Diese besonderen Bedingungen bestehen einerseits in der Fähigkeit des Ich zur Regression und Konversion, andererseits in der Bereitschaft des Körpers zu krankhaften Reaktionen. Damit ist etwa die Inkubationszeit einer Infektionskrankheit gemeint, also das Vorstadium einer Grippe oder Pneumonie, oder die bereits vorbestehende Eigentümlichkeit des Körpers, allgemein auf Reize mit Organfunktionsstörungen zu reagieren, wie z. B. bei der Migräne oder dem Reizkolon. Es besteht damit eine enge Beziehung zwischen seelischer Störung und dem Körper, die im Verhältnis einer Ergänzungsreihe zueinander stehen.

Das folgende Beispiel für den lebensgeschichtlichen Augenblick der Krankheit zeigt den Reparationsaspekt einer seltenen Störung. Es geht um akute Gewichtsschwankungen, für die keine organische Ursache gefunden werden konnte.

Beispiel: Akute Gewichtsschwankungen

Eine 30jährige, verheiratete Sekretärin litt seit der Pubertät in bestimmten Phasen des Lebens unter diffusem körperlichen Unbehagen und unter akuten Gewichtsschwankungen, dazu unter Verstopfung, Diuretika- und Abführmittel-

Mißbrauch. Sie fand sich episodenweise zu dick, unförmig und ödematös aufgeschwemmt. Sie sagte, sie werde manchmal zu schwer, wiege plötzliche einige Kilo mehr als am Tage zuvor und hoffe dann, mit Hilfe von harntreibenden Medikamenten oder Abführmitteln wieder abzunehmen und auf das frühere Gewicht zu kommen.

Die Internisten, welche keine somatische Krankheit finden konnten, rieten ihr zu einer Psychotherapie. Gleich zu Beginn der Behandlung sprach die Patientin von ihrem Körper und von ihrem Aussehen wie von einem ganz zarten und sensiblen Wesen, wie von einem Neugeborenen, welches unheimlich viel Sorge braucht. Damit kontrastierte ihr Bild von der Mutter, die sie als einen Koloß, einen dicken und übermächtigen Klotz beschrieb, dem sie auch heute noch ausgeliefert sei. Ihre Symptome des diffusen körperlichen Unbehagens mit den akuten Gewichtszunahmen seien in der Pubertät, als sie 16jährig war, erstmals ausgebrochen. Es war dies die Zeit, als ihr Vater plötzlich starb. Er sei ihr heimlicher Verbündeter gegen die klotzige Mutter gewesen. Mit seinem Tod habe sie jeden Schutz verloren.

Der zentrale Konflikt in der Psychotherapie war die Beziehung der Patientin zur Mutter, die sie als eine schwere Bedrohung erlebte. Es zeigte sich, daß die Patientin das negative Selbst der Mutter repräsentierte und für alle Fehler und

Unzulänglichkeiten im Leben der Mutter verantwortlich gemacht wurde. Mit ihrer Sensibilität war sie früh dafür empfänglich geworden, stellvertretend alle Gefühle von Schlechtigkeit, Trauer und Unbehagen zu übernehmen, welche die Mutter bei sich selber ablehnte. Mit der Rollenübernahme des Sündenbocks sicherte sich die Patientin – wenn auch zu einem hohen Preis – die intensive Zuwendung der Mutter, aber auch die totale Abhängigkeit von ihr, so daß die Beziehung manchmal Verschmelzungscharakter annahm. Es gelang der Patientin zwar gelegentlich, sich abzugrenzen, dann geriet sie aber wieder in den Zauberbann dieser Allmutter, und sie wurde zu deren wehrlosem Ausführungsorgan. »Wie ein Hund an der Leine folgte ich ihr dann.«

Im Zusammenhang mit dem lebensgeschichtlichen Augenblick der Krankheit ist der Zeitpunkt des Auftretens der Symptomatik wichtig. Jedesmal wenn die Patientin in fusionistischer Art abhängig und von der Mutter »vereinnahmt« wurde, fühlte sie sich dick, unwohl und unbehaglich. Sie nahm dann – wahrscheinlich durch vermehrte Flüssigkeitsaufnahme und Flüssigkeitsretention – an Gewicht zu, war »wie aufgeschwemmt« und korrigierte ihr körperliches Unbehagen mit Hilfe der Abführmittel und der harntreibenden Medikamente. Das Ausgeliefertsein an die Mutter erlebte sie erstmals 16jährig nach dem Tod des Vaters.

Kommentar und Deutung: Das Dick- und Ödematöswerden ist neben der im vorigen Kapitel diskutierten Möglichkeit einer Verlustreaktion auf den Tod des Vaters als ein symbolischer Versuch zu deuten, sich in einem besonderen lebensgeschichtlichen Abschnitt von der übermächtigen Mutter abzugrenzen und das eigene Selbst zu betonen. Solange der Vater noch lebte, konnte die Patientin die Rolle als negatives Selbst der Mutter aushalten. Sie dekompensierte psychisch nicht, weil sie durch das Bündnis mit dem realen Vater einen Schutz gegenüber der Mutter hatte. Ihre ödipalen Phantasien und ihre befriedigende Beziehung zum Vater waren ein Wall gegenüber den gefährlichen Aspekten der Mutter. Als mit dem Tod des Vaters dieser psychische Schutz wegfiel, traten als neuer Kompensationsversuch der damals 16jährigen die erwähnten körperlichen Symptome auf.

Die verstärkte Zuwendung zum Körper und die gesteigerte Kontrolle über das Gewicht sind ein symbolischer Versuch, im somatischen Bereich jene Dominanz zu vollziehen, die der Patientin auf seelischem Gebiet in der Beziehung zur Mutter ständig mißlang. Die Manipulationen auf dem Vorfeld des Körpers waren eine Art Probehandlung für die späteren Aktionen auf seelischem Gebiet.

Im erwähnten Beispiel handelte es sich um ein chronisches und über mehrere Jahre gehendes Lei-

den. Der lebensgeschichtliche Augenblick ist bei chronischen Leiden viel weniger dramatisch als bei akuten Erkrankungen, etwa einer Grippe oder einem Unfall. Bei chronischen Leiden sind es rezidivierend auftretende Konflikte, auf die der Patient mit dem Körperleiden antwortet, und es ist oft schwierig, diese Konflikte zu erfassen, wie z. B. den Abgrenzungskonflikt unserer Patientin gegenüber der Mutter. Man benötigt dazu psychoanalytisches Verständnis und Kenntnisse über die Funktionsweisen des Unbewußten.
Im Gegensatz zu chronischen Leiden ist bei akuten Erkrankungen, etwa bei der Fingerverletzung des früher erwähnten Pianisten, der lebensgeschichtliche Einblick leichter. Patienten mit akuten Leiden geben dem Arzt unter dem Eindruck des plötzlichen Krankheitseinbruchs eher Gelegenheit, ihre innere Lebenslage und Verfassung kennenzulernen. Der Schock der Krankheit und die akute Regression berauben den Patienten seiner sozialen Rolle und erlauben ihm, seine Habitualabwehr zu lockern. Wenn es dem Arzt gelingt, aufgrund der langjährig vorbestehenden Beziehung, wie im Falle des Hausarztes, oder aufgrund seines unerwarteten Angesprochenseins, wie im Falle eines Spitalarztes, offen zu sein für die symbolische Sprache der akuten Körperkrankheit, dann wird er durch das Verständnis zu einem Mitbeteiligten, der den Patienten begleitet und ihn nicht verläßt, auch wenn die Krankheit der Beginn eines langen menschlichen Dramas ist.

Der lebensgeschichtliche Zeitpunkt, in dem das Leiden erstmals auftritt, hat also bei jedem Patienten eine besondere individuelle Bedeutung. Es gibt nun für alle Menschen gewisse Lebensphasen, die zu konflikthaften Reaktionen disponieren. Ich möchte im Zusammenhang mit dem lebensgeschichtlichen Augenblick auf das Alter eingehen, in dem jemand erkrankt. Wenn man den Lebenszyklus in die vier Phasen von Kindheit, Adoleszenz, Lebensmitte und Greisenalter einteilt, dann ist es denkbar, daß die Somatisation als Reparationsversuch in einem Lebensabschnitt gehäuft auftritt. Diese Frage ist bis jetzt selten gestellt und wenig untersucht worden. Aus meiner psychoanalytischen Erfahrung möchte ich einen Lebensabschnitt und seine spezifischen Probleme besonders hervorheben: die Lebensmitte.

Die hauptsächlichen psychischen Probleme, die jeden Menschen zwischen dem 40. und 50. Lebensjahr belasten, zentrieren sich um Verluste und narzißtische Kränkungen. Man nennt diese Zeit zu Recht die »midlife-crisis«. Jeder Mensch wird in ihr mit der Tatsache verpaßter Chancen und nicht mehr ersetzbarer Verluste konfrontiert. Jugend, Schönheit und Frische sind unwiederbringlich verloren, viele Träume haben sich nicht erfüllt, und die Unausweichlichkeit des Alterns und des Todes läßt sich nicht mehr verleugnen. Verheiratete Frauen erleben die Trennung von den erwachsen werdenden Kindern, Männer gelangen an die

Grenzen ihrer beruflichen Leistungsfähigkeit und ihrer sexuellen Potenz. Oft treten jüngere Leute an die eigene Stelle und lassen den Älterwerdenden die Härte der Zurücksetzung spüren. Wie im Einzelfall die Problematik der Lebensmitte auch aussehen mag, es geht psychodynamisch gesehen sehr oft um Verluste von bisher narzißtisch hochbesetzten Objekten, wie Schönheit, Kraft, Beruf, Kinder, sexuelle Potenz, erotische Anziehung, etc., und es entsteht eine Krise im Selbst-Verständnis, eine Identitätskrise.

Auf die Trennung von den bisher hochbesetzten Objekten, die oft Selbst-Objekte sind, gibt es verschiedene Reaktionen. Die adäquate Antwort wäre Traurigkeit über den Verlust. Dabei ist nicht ein akuter Trauereinbruch gemeint, sondern eher ein Ernsterwerden infolge der unübersehbaren Alterungsprozesse am eigenen Körper, der Veränderungen in der Beziehung zu den Mitmenschen und zur Umwelt. Die Verarbeitung und Überwindung dieser Verluste, die Trauerarbeit, nimmt längere Zeit, oft Jahre, in Anspruch und führt im günstigen Fall zu psychischem Neuerwerb wie Humor, Güte, Lebensweisheit und Gelassenheit.

Selten verläuft die Auseinandersetzung mit den Problemen der Lebensmitte und des Älterwerdens reibungslos, und öfters gibt es zunächst heftige Abwehrbewegungen. Häufige Reaktionen auf diese Veränderungen sind Verleugnung und manische Abwehr durch berufliche Hyperaktivität oder durch sexuelles Schwerarbeitertum in unzähligen Abenteuern. Andere Reaktionen sind depressive Verstimmungen, Suchtentwicklungen mit Alkohol oder hypochondrische Ängste, in denen der Patient fürchtet, körperlich krank zu sein.

Es können nun auch funktionelle und organische Krankheiten auftreten, die entweder die narzißtische Kränkung der körperlichen Veränderung beim Älterwerden oder die Verluste in mitmenschlichen Beziehungen zu reparieren versuchen. Ein Beispiel soll dies illustrieren:

Beispiel: Bauchkrämpfe

Eine 43jährige, gut aussehende Malerin wird notfallmäßig mit akuten Bauchkrämpfen auf die Chirurgie eingewiesen. Die körperliche Abklärung ergibt keine Indikation zu einer Bauchoperation. Der Chirurg ist hellhörig und erfährt, daß die Patientin vor sechs Monaten eine spontane Fehlgeburt hatte. Er rechnet aus, daß die jetzigen Bauchkrämpfe zeitlich mit dem damals errechneten Geburtstermin zusammenfallen. Er teilt der Patientin mit, daß ihm dieser zeitliche Zusammenhang wichtig scheine, und daß der Verlust des werdenden Kindes ihr vielleicht mehr bedeutet habe, als sie zunächst annahm.

Die Patientin ist froh, daß der Chirurg sich Gedanken über den Zusammenhang mit der damaligen Schwangerschaft und dem Abort macht und geht auf seinen Vorschlag einer Überweisung zum Psychosomatiker ein.

Eine derartige Vorarbeit durch den somatisch tätigen Arzt, in diesem Fall durch den Chirurgen, der bereits einen Konfliktbezirk mit der Patientin erarbeitet, ist die beste Grundlage für eine spätere psychotherapeutische Zusammenarbeit. Die Herausarbeitung eines Konfliktbereiches, den der Patient emotional erlebt und der nicht nur eine intellektuelle Erklärung oder rationale Mitteilung an den Patienten ist, gibt die notwendige Motivation, um mit dem Psychotherapeuten zusammenzuarbeiten.

Kommentar und Deutung: Bei der 43jährigen Malerin waren die Bauchkrämpfe symbolische Wehen. Die unerwartete Gravidität vor neun Monaten hatte einerseits den Wunsch nach weiteren Kindern, auf welche die Patientin schon verzichtet hatte, reaktiviert, andererseits einen nicht gelösten Ödipuskomplex wiederbelebt. Zudem hatte die Gravidität die ganze Ambivalenz dem Älterwerden gegenüber aktualisiert und eine regressive Versuchung dargestellt. Die Patientin hatte seit etwa vier Jahren das Malen intensiviert und darin einen neuen Lebensinhalt gefunden, nachdem ihre beiden Kinder 12- und 15jährig geworden waren. Innerlich hatte sie seit jener Zeit auf weitere Nachkommenschaft verzichtet. Jetzt kam sie in Versuchung, die künstlerische Tätigkeit wieder zurückzustellen und nochmals ein Kind zu bekommen. Als dann spontan eine Fehlgeburt auftrat, schien der Konflikt gelöst zu sein. Die »Wehen« am »Geburtstermin«, d. h. die Bauchkrämpfe ein halbes Jahr später, zeigten aber, daß die Auseinandersetzung mit dem Älterwerden und mit den reaktivierten Konflikten noch nicht abgeschlossen war. Es gab noch mehr emotionelle Spannungen, als der Patientin bewußt waren.

Die Bauchkrämpfe und die »Wehen« waren ein Substitutionsversuch für die nicht erfolgte Gravidität und das verlorengegangene Kind. Die Problematik des Verlustes und der narzißtischen Kränkung waren die Leitlinien der Behandlung und ermöglichten zusammen mit der lebhaften Bereitschaft der Patientin eine erfolgreiche Kurzpsychotherapie in wenigen Stunden.[22]

In der Lebensmitte, in der jeder Mensch sich mit narzißtischen Kränkungen und Verlusten auseinanderzusetzen hat, ist die Körperkrankheit eine Möglichkeit, auf die altersspezifischen Konflikte zu antworten. Wenn der Arzt an diese psychosomatischen Zusammenhänge denkt, dann kann er manchmal – wie im genannten Beispiel – dem Patienten auf gezielte und sinnvolle Art helfen. Dem Patienten werden dann auch Abklärungen und therapeutische Eingriffe erspart, die nicht nur ihm selber, sondern auch dem Arzt und seinem Ruf wegen der Erfolgslosigkeit schaden würden.

II. Erscheinungsformen der Selbstheilungstendenzen

1. DIE STABILISIERENDE FUNKTION DER SYMPTOME

Nachdem wir die psychodynamischen Möglichkeiten kennengelernt haben, die sich im Moratorium der Körperkrankheit abspielen können, will ich im zweiten Teil dieses Buches Argumente für die Existenz autoreparativer Prozesse anführen. In diesem Kapitel werde ich auf den adaptativen Aspekt und die stabilisierende Funktion von Symptomen eingehen.

Es ist erstaunlich und fast unglaublich, wie wir Ärzte durch den Glauben an unsere medizinische Allmacht oft blind und gegenüber unserem Handeln kritiklos werden, und wie uns die Patentien in unseren Größenphantasien bestätigen und uns zu sinnlosen Therapien verführen. Nichts ist kränkender als das Eingeständnis von therapeutischer Ohnmacht. Daher behandeln wir – stimuliert von den Allmachtsgedanken – auch oft dort, wo die Behandlung nichts nützt, sondern schadet. Und die Patienten kommen trotz unserer therapeutischen Nutzlosigkeit weiterhin zu uns, weil sie etwas ganz anderes suchen und daher die erfolglose Therapie in Kauf nehmen. Was dieses Andere ist, werden wir später sehen.

Es hülfe wenig, die Ärzte wegen des kritiklosen Handelns oder die Patienten wegen ihrer Neigung, uns zum therapeutischen Agieren zu verführen,

anzuklagen, sondern es gilt, den tieferen Sinn dieser Interaktion und die innerseelische Dynamik im Patienten besser zu verstehen. Ich will zunächst einige Beispiele anführen, die zeigen, daß die vom Patienten gewünschte und vom Arzt in bester Absicht eingeleitete Behandlung zu Schaden führen kann. Die therapeutisch angegangenen Symptome verschwinden zwar, aber der Patient entwickelt neue und schlimmere Leiden.
Wenn man Patienten, die seit ihrer Kindheit an einer Fettsucht leiden, mit einer Abmagerungskur behandelt, dann treten bei einem Teil von ihnen persönlichkeitsspezifische seelische Symptome wie Zwänge, Depressionen, Selbstmordneigung, Wahnbildungen oder Homosexualität auf, die nicht vorhanden waren, als der Patient noch dick war (Glucksman und Hirsch, Grinker, Hirsch und Levin[1]). Der Patient wird durch die Abmagerungsbehandlung kränker, obwohl das Zielsymptom des Übergewichts, das der Arzt bekämpft hat, erfolgreich attackiert worden ist. Hilde Bruch[2], die große amerikanische Kennerin der Psychosomatik der Adipositas, schreibt im Zusammenhang mit solche Kranken, daß in jedem Dicken ein magerer Schizophrener schlummere. Wenn auch dieser Satz nicht allgemeingültig ist, und wenn es auch erfolgreiche Abmagerungskuren ohne schädliche Symptomumwandlungen gibt – vor allem bei Patienten, welche die Adipositas erst im Erwachsenenalter erworben haben – so zeigen die Symptomver-

schlimmerungen doch, daß der Fettsucht bei diesen Patienten eine Art Schutzfunktion gegenüber den Zwängen, den Depressionen, der Selbstmordneigung, der Homosexualität zukommt. Hilde Bruch meint: »Die Fettsucht erfüllt eine wichtige positive Funktion. Sie ist ein Kompensationsmechanismus in einem Leben, das voll von Frustrationen und Spannungen ist.« Die Behandlung mit alleiniger Blickrichtung auf das in Kilogramm gemessene Übergewicht übersieht offenbar den Patienten als ganzen Menschen. Man könnte auch sagen: wer Kummerspeck ansetzt, wird durch die Gewichtsabnahme nicht von seiner Traurigkeit kuriert; sie tritt im Gegenteil nach der Gewichtsabnahme noch stärker hervor.

Zauner[3] beschreibt bei einem anderen Krankheitsbild, dem Magengeschwür, eine ähnliche Symptomverschiebung. Er stellte anhand von 87 Ulcus-Patienten fest, daß im Anschluß an die Magenoperation, bei der zwei Drittel des Magens reseziert worden waren, mehr als die Hälfte der Kranken einen Symptomwandel in Richtung gespannter Erschöpfung, Sucht (Alkohol oder Tabletten), Depression und Desintegration der Persönlichkeit zeigten. Ein Teil dieser Kranken versagte zudem sozial und wurde zum Rentner. Mit Hilfe der psychoanalytischen Psychosomatik ist dieser Symptomwandel bei Magengeschwür-Patienten gut verstehbar. Für den Ulcus-Patienten bedeutet der Verlust des Magens den Verlust des Aufnahmeorgans für die Nahrung. Dieser Verlust aktualisiert frühkindliche Verhungerungsängste, die nicht mehr kompensierbar sind und zur totalen Selbstaufgabe mit Depression, Entwicklung von Sucht und Totalinvalidität führen.

Auch in diesem Beispiel ist der alleinige Blick auf das Magengeschwür und seine operative Behandlung letztlich für mehr als die Hälfte der Patienten schädlich gewesen. Dabei ist zu beachten, daß der Patient oft den Arzt zum Handeln und zum Operieren drängt und ihn letztlich in eine Zwickmühle bringt. Heute werden Ulcus-Patienten oft auf eine andere Weise operiert, so daß der Magen intakt bleibt und sich der Kranke innerlich nicht als verstümmelt erlebt. Die psychologischen und psychosozialen Ausgänge dieser Operationsart sind daher etwas besser.

Als vor etwa 10 Jahren gegen die Parkinsonsche Krankheit (Schüttellähmung) die medikamentöse DOPA-Therapie gefunden wurde, traten bei vielen Patienten, die plötzlich wieder ihre volle Bewegungsfreiheit erhalten hatten, depressive Verstimmungen und Selbstmorde auf. In einigen amerikanischen Spitälern mußten die Patienten daher vor der DOPA-Therapie mit ihrer Unterschrift bestätigen, daß sie über das Risiko informiert worden seien und das Medikament auf eigene Verantwortung zu sich nähmen. Das Auftreten von depressiven Verstimmungen und von Suiziden erklärte man sich – wenn es sich nicht um die später bekannt gewordenen induzierten Psychosen handelte – durch den Wegfall der oft jahrelangen fürsorglichen Hilfspersonen, welche den Patienten während seines Leidens betreut hatten. Nach Wiedererlangung der körperlichen Beweglichkeit und der motorischen Freiheit konnten und mußten die Patienten Verrichtungen selber ausführen, welche sie früher eng an andere Menschen banden. Die Abhängigkeit von den Mitmenschen, unter der sie zwar sehr gelitten hatten, war auch eine Quelle von emotioneller Wärme gewesen, die ihnen jetzt fehlte. Auch dieses Therapiebeispiel zeigt, daß die Freiheit von der motorisch einengenden Schüttellähmung mit schweren psychischen Symptomen eingetauscht wurde.

Diese Beispiele zeigen einen Symptomwandel zum Schlimmeren hin und sind ein gewichtiges Argument dafür, daß die körperlichen Symptome und die somatische Krankheit im seelischen Gleichgewicht möglicherweise ein stabilisierender Faktor sind. Bei den angeführten Krankheiten und ihren Behandlungen wurde zwar ein körperliches Leiden zum Verschwinden gebracht, dafür wurde aber ein psychisches Leiden eingetauscht. Das therapeutische Wegrauben der somatischen Symptome führt bei diesen Kranken zur Verschlimmerung ihres seelischen Befindens.

Es gibt nun viele Patienten, die sich die Krankheit und die Symptome nicht wegnehmen lassen. Es sind jene Kranken, von denen die Medizin sagt, sie seien therapieresistent oder ihre Leiden seien nur einer symptomatischen Therapie zugänglich. Dazu gehören zum Beispiel die Migräne und ein Großteil anderer chronischer oder intermittierend verlaufender Schmerzzustände im Bauch-, Rücken- oder Halsbereich. Patienten mit diesen Leiden kommen über Jahre und Jahrzehnte zum Arzt, bieten ihre Symptome an, bekommen Medikamente, werden operiert oder erhalten andere Therapien, aber das Leiden bessert sich kaum, und es bleibt im Grunde stets gleich.

Zwei Beispiele für Therapieresistenz seien erwähnt. Von 85 Gallenstein-Patienten, die operiert worden waren, litten nach der Operation noch 36 Kranke (42%) weiterhin an chronischen Bauchschmerzen, oder es trat eine erhebliche Gewichtszunahme auf. Die Patienten ließen sich ihr Symptom im Abdominalbereich nicht weggnehmen.[4]

Das andere Beispiel für Therapieresistenz sind funktionelle Herzbeschwerden. Richter und Beckmann[5] haben bei 125 Patienten mit Herzneurose hervorgehoben, daß das Leiden zu einem chronischen Verlauf neigt und therapeutisch nur schwer zu beeinflussen ist. Die Therapieresistenz hat einen tieferen psychologischen Sinn. Die Autoren fanden als typisches psychologisches Merkmal bei diesen Kranken symbiotische Partnerbeziehungen. Die Symbiose kommt zustande, weil bei den Herzneurose-Patienten im Laufe der frühkindlichen Entwicklung das Ideal-Objekt, d. h. die Repräsentanz der guten Mutter, nie ganz zum inneren Besitz wurde. Dadurch wird später im Leben das narzißtische Binnengleichgewicht, das sich auf Selbstsicherheit und Grundvertrauen bezieht, nie ganz gewährleistet. Die symbiotischen Partnerbindungen haben eine Funktion, welche die Autoren so umschreiben: »Die Symbiose mit einem schützenden Partner dient gewissermaßen zur Kompensation der inneren Desintegrationsgefahr.« Wenn später im Leben eine Trennung vom Partner droht oder erfolgt, dann kommt es nicht wie etwa bei Depressiven zur erwarteten psychischen Desintegration, sondern das Herz springt mit seinen Störungen beim Herzneurose-Kranken stellvertretend ein: »So wird das Herz zu einer Art Partner, von dem man zwar tyrannisiert wird, ohne dessen Schutz man indessen vollkommen wehrlos wäre.« Es zeigt sich, daß diese Patienten »vielfach über ihr Herz sehr ähnlich phantasieren wie über die Mutterfigur«.

Die Herzneurose ist ein eindrückliches Beispiel dafür, daß die Therapieresistenz ihren tieferen Sinn in der psychischen Reparationsfunktion hat. Kardiologen haben davon eine Ahnung, wenn sie ihren Kranken mit funktionellen Herzbeschwerden beruhigend sagen, daß am Herzen nichts Schlimmes sei. Damit belassen sie dem Patienten sein Symptom, ohne ihn durch das Wegtherapieren zu bedrohen.

Auch wenn man andere chronisch-funktionell

kranke Patienten untersucht, dann zeigt sich immer wieder, daß der Patient sein somatisches Symptom als Regulator braucht. Mit dem Auftritt der somatischen Symptome verschiebt sich eine Reparationstendenz in die körperliche Sphäre, die zu diesem Zeitpunkt auf seelischem Gebiet nicht geleistet werden kann. Das körperliche Symptom ist daher ein wertvoller Stabilisator, dessen Erhaltung der Patient mit allen Energien gegen die therapeutischen Eingriffe des Arztes verteidigt.

Wenn man diese Tatsache sieht, kann man auch sagen, daß das Symptom quasi der intakteste Teil des Patienten ist. Eine 30jährige ledige Frau wurde frigid, nachdem sie mit ihrem Freund in eine gemeinsame Wohnung gezogen war. Da sie viel Raum benötigte, fühlte sie sich jetzt eingeengt. Ihre Ambivalenz zum Freund und die damit verbundenen Aggressionen hatten früher die Beziehung wegen der räumlichen Trennung weniger belastet. Jetzt kam es beim engen Zusammenleben zu Szenen und Streitigkeiten. Die Frau wurde unglücklich und war sexuell nicht mehr erregbar.

Die Frigidität war jenes heilbringende Signal, das die Patientin auf die verlorengegangene seelische Übereinstimmung hinwies. Das körperliche Symptom deutete auf die Möglichkeit einer intakten Liebesbeziehung hin.

Die bisherigen Beispiele der Fettsucht, des Magengeschwürs, der Parkinsonschen Krankheit und der

Frigidität zeigen, daß die körperlichen Krankheiten ein seelischer Stabilisator sein können. Bevor wir im folgenden Kapitel sehen werden, daß es neben den Körperkrankheiten auch andere Formen von Stabilisatoren bei seelischen Bedrohungen gibt, sei noch der defensive Aspekt der Krankheit erwähnt. Im Laufe von Psychotherapien und Psychoanalysen dienen neu auftretende körperliche Symptome oft dem Widerstand gegen den Fortgang der Behandlung. Die Konflikte werden vorübergehend somatisiert, so daß der seelische Zugang zu ihnen erschwert ist.

Im ersten Beispiel wurde der Schauspieler erwähnt, der nach der Theatervorstellung zusammenbrach und wegen eines Darminfektes drei Wochen im Bett bleiben mußte. Dieses Ereignis kann auch unter dem Abwehraspekt gesehen werden. Zwar erschloß die Krankheit dem Patienten das Erleben von Passivität und Schwachsein, und dies war ein Gewinn für ihn. Die Krankheit diente aber auch der unbewußten Tendenz, sich der psychoanalytischen Auseinandersetzung zu entziehen, die Analyse zu unterbrechen und den Analytiker mit seiner Abwesenheit zu bestrafen.

2. ANDERE FORMEN VON SELBSTHEILUNGSVERSUCHEN

Ich bin von der These ausgegangen, daß körperliche Krankheiten ein Reparationsversuch im Bereich des Ich, Über-Ich oder Selbst sein können. In diesem Kapitel möchte ich zeigen, wie Psychoanalytiker wiederholt bei ihren Patienten reparative Tendenzen erkannt und deren adaptative Funktion gewürdigt haben. Sie bezogen sich dabei aber nicht auf somatische Leiden, sondern auf andere Ausformungen reparativen Geschehens: die Sucht, die Perversion, künstlerisches Schaffen und das Eingehen von Partnerbeziehungen.

Wurmser[6], ein Kenner der amerikanischen Drogenszene, schreibt: »Bei den vielen Patienten, die ich besser kennenzulernen Gelegenheit hatte, war dies eine ganz typische Beobachtung – nämlich daß der Drogengebrauch einen Versuch zur Selbstbehandlung darstellt. Er ist gerade darum so zwanghaft, so süchtig, weil er den Patienten davor schützt, von pathologischen Affekten überwältigt zu werden.

In anderen Worten: Die Wichtigkeit der Drogenwirkung für den Patienten liegt darin, daß sie eine künstliche Abwehr gegen bestimmte überwältigende Affekte darstellt. Das hat eine Reihe wichtiger Folgerungen: Die eine ist, daß die Wegnahme der gesuchten Droge natürlich sehr wenig löst,

sondern gerade die notdürftig gebannten Geister wieder entfesselt.«
Wurmser betont die überwältigenden Affekte, die den Drogenpatienten überfallen und sich auf Gefühle von Wut, Scham, Einsamkeit, Angst, Langeweile, Leere, Sinnlosigkeit und Depression beziehen. Wegen ihrer Unerträglichkeit werden sie durch die Selbstbehandlung mit Hilfe von Drogen abgewehrt. »Diese Auffassung, die das Schwergewicht auf den Abwehrcharakter der Drogensucht, nicht auf deren Natur als Wunscherfüllung legt, ist ziemlich neu für dieses Gebiet.«
Während Wurmser die Selbstbehandlungstendenzen bei der Rauschgiftsucht darstellt, zeigt Morgenthaler die gleiche Dynamik bei den Perversionen. Er interpretiert die Perversion als eine kreative Leistung: »Jedes Symptom kann als eine kreative Leistung des Ich aufgefaßt werden.« Und: »Perversionen sind – metapsychologisch gesehen – in allererster Linie Funktion. Diese Funktion läßt sich am besten als Plombe, Pfropf, als ein heterogenes Gebilde beschreiben, das die Lücke schließt, die eine fehlgeschlagene narzißtische Entwicklung schafft. Dank dieser Plombe wird die Homöostase im narzißtischen Bereich ermöglicht und aufrecht erhalten.«
Beide Psychoanalytiker, Wurmser und Morgenthaler, beschreiben Störungen in der narzißtischen Entwicklung ihrer Patienten und spezifische narzißtische Krisen, die am Anfang der Symptoment-

wicklung stehen. Morgenthaler[7] umschreibt diese Entwicklung und ihre Störungen in Anlehnung an Kohut[8] so: »Im gesunden Prozeß der narzißtischen Entwicklung füllt sich das Selbst mit Inhalten und Gefühlen auf und rundet sich ab. Bei einer gestörten narzißtischen Entwicklung sind die integrierenden und umformenden Prozesse mißlungen. Das Selbst rundet sich nicht ab: Es bleibt eine Lücke. Das Selbst entleert sich, wird inhaltslos und gefühlskalt. Weil es sich so verhält, ist auch die Metapher einer Plombe, eines Pfropfens, d. h. einer Verbindungs- oder Überbrückungsstruktur geeignet, um zu verstehen, welche Funktion eine Entwicklung zur Perversion hat.«

Sowohl der Rauschmittelsucht wie den Perversionen, die beide Folgeerscheinungen von Störungen in der narzißtischen Entwicklung sind, kommt eine reparative Funktion zu. Es sind dies andere Ausgestaltungen von teils gelungenen, teils mißlungenen Selbstheilungsversuchen. In unserer westlichen kapitalistischen Leistungsgesellschaft werden Perversionen und Süchte allerdings negativ bewertet und darum kaum je als reparative Leistungen gewürdigt.

Eine dritte erwähnenswerte Form reparativer Tendenzen erhält in unserer Gesellschaft hingegen ein ganz hohes Sozialprestige: Es sind dies die künstlerischen Leistungen. Während Stierlin[9] am Beispiel von Hölderlin das lyrische Schaffen als eine Tendenz der Selbstheilung auffaßt, hat Niederland[10] anhand vieler Künstler ein besonderes Selbstheilungskonzept entwickelt. Nach ihm sind die Kreativität und die daraus hervorgehenden künstlerischen Leistungen ein Versuch, körperliche Deformitäten oder Anomalien symbolisch zu restituieren. Er wies bei vielen Künstlern körperliche Defekte nach, die für sie das ganze Leben lang eine schwere narzißtische Kränkung waren. Kierkegaard und Toulouse-Lautrec waren Krüppel, Homer war blind, Moses litt an einer Sprachstörung, Ödipus hinkte, Victor Hugo war ein zarter und kranker Knabe »mit einem riesigen Kopf, der für seinen Körper zu groß war«, Jean-Jacques Rousseau litt an einer Mißbildung der Blase, die Philosophen Lichtenberg und Moses Mendelssohn waren bucklig, Sokrates hatte eine Knollennase und dem Maler Henri Rousseau fehlte ein Ohr. Niederland hat sich bei seinen Forschungen nicht nur auf die Biographien dieser schöpferischen Menschen gestützt, sondern auch auf die Erfahrung von Psychoanalysen mit eigenen Patienten, die Künstler waren. Dabei fiel ihm auf, daß die Repräsentanz des Körpers, das Körper-Ich, wegen des physischen Defektes negativ besetzt war, und daß der Künstler durch seine Werke versuchte, die narzißtische Wunde der körperlichen Anomalie auszugleichen. Er schreibt: »Diese Bemühungen um Erklärung und Heilung hörten niemals auf – zumindest nicht in der Phantasie – da natürlich alle reparativen Anstrengungen angesichts der durch eine unabän-

derliche Körperverbildung bedingten narzißtischen Störung vergeblich blieben«, und: »Die kreativen Strebungen dieser Menschen stellen, so meine ich, die künstlerische Externalisierung ihrer unermüdlichen aber vergeblichen Bemühungen um die Lösung eines Konfliktes dar.«
Niederland betont auch die Vergeblichkeit der nicht aufhörenden Bemühung, den Defekt auszugleichen, und sieht darin gerade einen Wesenszug der Kreativität, was dem Stierlinschen Gedanken nahekommt, daß eine Bedingung zur Kreativität eine prekäre Lebenssituation sei: »Hierbei muß die Vergeblichkeit fortgesetzter Bemühungen um die Behebung des Körperdefektes und die daraus resultierende weitere narzißtische Kränkung hervorgehoben werden. Sie führt zu aggressiv gefärbten Strebungen, das deformierte und gestörte Körperbild zu reparieren, seine Selbst-Repräsentanz als einheitliches Ganzes wiederherzustellen und so ein positives, intaktes Selbstgefühl zurückzugewinnen. Meine Patienten erreichten dies, indem sie abgezogene libidinös-aggressive Energien in den kreativen Akt einbrachten, der sich im Laufe der analytischen Behandlung im wesentlichen als ein reparativer und re-kreativer Akt erwies.«
Die physische Anomalie bedingt eine Störung des Körperbildes und führt – in psychoanalytischer Sprache ausgedrückt – zu einer unregelmäßigen psychischen Besetzungsverteilung der Selbst-Repräsentanzen mit Überbesetzungen von anderen

Körperregionen. Es kommt bei diesen Patienten zu Aufspaltungen innerhalb des Körpers in »gute und schlechte« Zonen. Niederland erwähnt noch »die reiche und blühende Phantasie, die sich bei gewissen, durch frühkindliche Krankheiten und Geburtstraumen geschädigten Individuen entwickelt und sich zu floriden Wiedergeburtsvorstellungen ausweitet«. In der Phantasie und auch in den Träumen haben wir eine weitere Möglichkeit, um narzißtische Kränkungen auszugleichen.
Neben der Rauschmittelsucht, Perversionen und künstlerischen Leistungen gibt es noch weitere Beispiele, die zeigen, wie reparative Leistungen sich auf andere Weise ausformen können. So kann die Berufswahl ein Versuch zur Selbstreparation sein, wie im Beispiel der Psychoanalytiker, welche sich ständig mit den inneren Defekten und Konfliktneigungen beim Analysanden und bei sich selber auseinandersetzen (Miller[11]). Andere Beispiele sind das kindliche Spiel, das In-der-Welt-Herumreisen, das Bücherschreiben oder das Onanieren. Das Wesentliche ist die Vielfalt von Möglichkeiten, die existieren, um narzißtische oder andere innere Wunden zu heilen. Die Einstellung zu diesen Phänomenen, insbesondere zu intrapsychisch weniger günstigen und sozial abgelehnten Lösungen wie den Süchten oder Perversionen, verändert sich im Sinne vermehrten Respektes, wenn ich deren reparativen Charakter berücksichtige.
Eine sehr verbreitete Form, einen Defekt auszu-

gleichen, um ein inneres Gleichgewicht zu erreichen, besteht im Eingehen von speziellen Partnerbeziehungen, die Reparations- und Stabilisationscharakter haben. Die Heirat einer possessiven Frau mit dem schwach scheinenden alkoholkranken Mann oder die Verbindung einer attraktiven und kindlich-bewundernden Sekretärin mit dem mächtig-protzenden Manager sind Beispiele dafür. Dabei geht es bei diesen zwischenmenschlichen Stabilisatoren stets darum, daß die Lücke im eigenen psychischen System durch den Partner ausgefüllt wird. Der Alkoholkranke, der einen Defekt in der Selbstkontrolle und der Selbstbewahrung hat, verbindet sich mit der strengen Mutter-Frau, die ihm seinen Mangel ausgleicht, während die Frau ihrerseits vom alkoholabhängigen Mann die ihr fehlende Weichheit und Wärme bekommt. Die hübsche, kindlich-bewundernde Sekretärin ergänzt dem Manager durch ihre Attraktivität sein mangelndes männliches Selbstgefühl und bekommt ihrerseits durch Partizipation an dessen beruflicher Protzwelt das ihr fehlende Gefühl, als Frau gleichwertig wie Männer zu sein. Die Dynamik solcher sich ergänzender Partnerbeziehungen ist in den letzten Jahren vor allem von Willi[12] untersucht worden. Es sei auch an den Migränepatienten aus dem 2. Kapitel in Teil I erinnert, der sein Kopfweh bekam, als ihm die Ehefrau die narzißtische Zufuhr bei der Festvorbereitung verweigerte. Die Frau war mit ihrer Zuwendung und ihrem Interesse ein Stabilisator für die

Selbstsicherheit und das Selbstgefühl des Patienten. Äußere Stabilisatoren durch Partnerbeziehung oder durch Aktivitäten im sozialen Bereich, etwa in Helferberufen (Schmidbauer[13]), im Showgeschäft oder in wirtschaftlichen Spitzenpositionen, machen ihre Träger insofern für Dekompensationen anfällig, als der Stabilisator externalisiert ist. Der Patient ist von seinem Partner, von seiner sozialen Tätigkeit oder seiner gesellschaftlichen Position abhängig und wird sofort mit dem eigenen Defekt konfrontiert, wenn der äußere Stabilisator, z. B. bei Stellenverlust, Pensionierung, Scheidung etc., wegfällt. Dennoch sind auch diese Selbstreparationsversuche oft ein ganzes Leben lang tragfähig und bewahren viele Menschen vor Leiden und innerem Elend.

Offen und ungelöst ist das Problem der Wahl des Stabilisators. Warum wird der eine Patient körperlich krank, während sich der andere durch eine Sucht, künstlerische Tätigkeit oder soziale Aktivität stabilisieren kann? – Die Bedingungen zur Wahl des Stabilisators sind ebenso komplex wie etwa die Bedingungen zur Symptomwahl in der psychosomatischen Medizin. Dort dreht sich das Problem um die Frage, warum der eine Patient Asthma, der andere ein Magengeschwür, der dritte Migräne und der vierte eine Depression bekommt.

Aus psychoanalytischen Erfahrungen sind Zusammenhänge zwischen emotioneller Atmosphäre in der Kindheit, Struktur der Eltern, Interaktionsstil in der Familie und späterer Form der Kompensationsmechanismen bekannt. So wird etwa später ein Patient aus einem emotional und menschlich chaotischen Milieu für seine Stabilisierung im Leben zum Agieren und zu Impulshandlungen neigen, während Kinder aus zwanghafter Umgebung, in welcher die Gefühle und Affekte unterdrückt und isoliert wurden, eher die Somatisation und die Körpersprache zum Konfliktausdruck benützen werden. Dies sind aber noch recht allgemeine und unspezifische Befunde, und die Frage nach der Wahl des Stabilisators bleibt offen. Wenn man beim Lösen von Problemen nicht weiterkommt, dann ist es oftmals eine Hilfe, die ganze Frage neu und anders zu stellen und die erste Fragestellung fallenzulassen.

3. DIE KÜNSTLICH ERZEUGTE KRANKHEIT: DIE GROSSEN KÖRPERLICHEN KUREN IN DER PSYCHIATRIE UND DER TEMPELSCHLAF IN DEN MYSTISCHEN GEHEIMLEHREN

Wenn die These stimmt, daß körperliche Krankheiten manchmal ein Selbstheilungsversuch sind, dann müßte es eigentlich möglich sein, die Natur zu imitieren und durch künstliche Erzeugung einer Körperkrankheit einen reparativen Prozeß im Bereich des Selbst zu provozieren. Dies ist nun tatsächlich möglich und wurde in großem Stil in der Psychiatrie praktiziert. Bis zum Jahre 1952, in welchem die neuartigen und in ihrer Wirkung bisher unbekannten neuroleptischen Medikamente entdeckt und eingesetzt wurden, bestand die einzige Behandlung der Schizophrenie, des Hauptrepräsentanten für eine Störung des Selbst, und der endogenen Depressionen in großen kurmäßig durchgeführten körperlichen Therapien: der Fieberkur, der Schlafkur, der Insulinkur und den Krampfbehandlungen mit Kardiazol- und Elektroschock. Während später die Fieberkur mehr bei den syphilitischen Psychosen angewandt wurde, spielen die Dämmerkur und die Elektroschockbehandlungen heute noch bei der Behandlung von schizophrenen oder manisch-depressiven Patienten eine wichtige Rolle, wenn mit medikamen-

töser Behandlung allein nicht geholfen werden kann.
Das Prinzip der Behandlung besteht darin, den schweren seelischen Defekt im Bereich des Ich und des Selbst durch eine künstlich erzeugte Belastung im körperlichen Bereich und die dadurch bedingte erhöhte pflegerische Zuwendung zur Reparation zu bringen. Bleuler[14] schreibt in der Diskussion über die Gründe, warum die großen körperlichen Behandlungskuren in der Psychiatrie wirksam sind: »3. Alle Kuren führen zu einer intensiven Beschäftigung von Ärzten und Schwestern mit dem Kranken. Sie ermöglichen einen zwischenmenschlichen Kontakt mit ihm, und zwar in einer packenden, elementaren Art. 4. Die Kuren wirken als eine Belastung des Organismus (»Streß«) und rufen nach körperlichen und psychischen ›unspezifischen‹ Anpassungsreaktionen.«
Damit sind kurz und knapp die wichtigsten psychodynamischen Prozesse erwähnt, welche die Heilung fördern: die regressive Bedürfnisbefriedigung durch den intensiven und elementaren zwischenmenschlichen Kontakt, die narzißtische Ausdehnung des Selbst und die affektive Wiederbesetzung des Körpers in Form eines körperlichen Streß.
Ich habe früher bereits auf unfreiwillig auftretende Körperkrankheiten hingewiesen, etwa das Asthma bronchiale oder die Colitis ulcerosa, die eine Psychose zum Abklingen bringen können. Es sei auch die jedem Psychiater geläufige Erfahrung erwähnt,

daß eine Grippe, eine Thrombophlebitis oder eine Pneumonie eine Depression oder Schizophrenie – wenn auch nur vorübergehend – zum Abheilen bringen können. Mit den großen Kuren werden in der Psychiatrie somatische Leiden zu seelischen Heilungszwecken absichtlich, künstlich und unter kontrollierten Bedingungen erzeugt. Dabei scheint es mir eine Nomenklaturfrage zu sein, ob man diese Zustände als Krankheit oder als schwere, künstlich erzeugte körperliche Belastung bezeichnet.
Wie bei dem spontanen Selbstheilungsversuch führt die künstlich induzierte Körperkrankheit bald zum Gelingen, d. h. zur Wiederherstellung der seelischen Homöostase, bald zum Mißlingen. Es ist möglich, daß das Mißlingen von einer fehlenden inneren Zusage des Kranken zur psychiatrischen Kur abhängig ist. Wenn der Patient innerlich nicht bereit ist, die Regression im Dienste des Ich zu leisten, wenn zuviel Angst damit verbunden ist und wenn keine vertrauensvolle Beziehung zum Pflegepersonal oder den Ärzten besteht, dann wird die Kur mißlingen. Die von außen »gemachte« Körperkrankheit ist als seelischer Reparationsversuch weit anfälliger und fragiler als die spontan auftretende. Bleuler meint in diesem Zusammenhang: »Die Indikation zu den Kuren ist meines Erachtens zu überdenken und oft aufzugeben, wenn sie beim Kranken und seinen Angehörigen Angst und Entsetzen auslösen. Denn Angst und Entsetzen können den Erfolg der Kur schmälern.«

Während heute die psychiatrischen Behandlungsformen allgemein bekannt sind, in ihrer Anwendung bald begrüßt und bald kritisiert werden, gibt es noch ein anderes künstlich erzeugtes und von Kundigen überwachtes »Kranksein«, das nicht zum Wissensgut der Allgemeinheit gehört. Es ist der dreitägige Einweihungsschlaf von Schülern mysterischer Geheimlehren, die es seit je in Babylonien, Persien, Ägypten, bei den Griechen, im christlichen Mittelalter gab und in anderen Kulturkreisen auch heute noch gibt (Bock[15], Eliade[16] und Schuré[17]).

Wenn der Adept oder Myste während Monaten oder Jahren die verschiedenen Stufen der Schulung durchlaufen hat, erfolgt die Krönung in Form der Initiation. Diese besteht in einem dreitägigen todähnlichen Tempelschlaf, der mit einer Grablegung und Auferstehung verbunden ist. Wenn der Schüler vom Hierophanten ins Leben zurückgerufen und aus dem Sarge gehoben wird, dann hat seine Seele einen Blick in eine geistige Welt getan, die dem Menschen sonst verschlossen bleibt. Der Seinswandel und das erweiterte Bewußtsein, dessen Träger der Eingeweihte jetzt ist, befähigen ihn unter anderem zu prophetischen und seherischen Inspirationen.

Ohne auf Einzelheiten der verschiedenen Geheimlehren und auf die Stufen des Schulungsweges von Geheimschülern einzugehen, sei der todähnliche Tempelschlaf als Einweihungsmodus hervorgehoben. Der totale Rückzug auf den Körper und die völlige Ausschaltung des Tagesbewußtseins ermöglichen die Individuationserfahrung und führen nach dem langen Vorbereitungsweg zur Erweiterung des Selbst. Je nach Kultur und Epoche wurden diese Initiationen mit Hilfe von pflanzlichen Mitteln unterstützt und der Schlaf und todähnliche Zustand gefördert.

Wie der Arzt bei den großen körperlichen Kuren in der Psychiatrie, so führt der Priester seinen Adepten durch den individuierenden Tempelschlaf und überwacht das ganze Geschehen zum Wohle seines Schützlings.

Im Anschluß an den todähnlichen Tempelschlaf, wo ein symbolisches Sterben und Auferstehen stattfindet, kann man sich bei unseren Patienten die Frage stellen, ob die mit schwerer körperlicher Krankheit verbundene Todesnähe eine besondere Voraussetzung dafür ist, daß ein Mensch aus der Krankheit einen Gewinn im Sinne einer inneren Reparation zieht. Man könnte sich ja vorstellen, daß die vitale Krankheitsbedrohung bisher nicht vollzogene Änderungen und Erweiterungen am Selbst eines Menschen möglich macht.

Erstaunlicherweise ist dem selten so. Es ist im Gegenteil eindrücklich, wie ein schwerer Unfall oder eine lebensbedrohliche Krankheit, die höchstes ärztliches Können im Operationssaal und auf der Intensivstation aktivieren, scheinbar ohne wesentliche seelische Spuren am Patienten vorübergehen können. Oft bleibt für den Patienten lediglich die erregende Erinnerung an die Bedeutung, welche die eigene Person in jener Notfallsituation im Spital hatte. Ein Impuls zu einer inneren Bewegung oder zu seelischem Wachstum erfolgte durch die Krankheit nicht. Entweder wurde er nach der Genesung durch andere psychische Energien gebremst, oder es fehlte die innere Notwendigkeit dazu.

Todesnähe und Schwere der Krankheit sind daher nicht notwendige Voraussetzungen für einen seelischen Wandel, wie dies auch aus den bisher angeführten klinischen Beispielen zu ersehen ist. Die Todesnähe ist oft auch mehr für die Umgebung als für den Patienten selber wahrnehmbar und eindrücklich, da sie für den Betrachter an meßbaren physiologischen Abläufen ablesbar ist.

Umgekehrt kann eine nicht lebensbedrohliche Krankheit, wie eine leichte Grippe oder ein Migräneanfall, den Patienten subjektiv an den Rand des Lebens bringen, so daß er sich in seiner elenden Verfassung todkrank fühlt und am liebsten sterben möchte. Todesphantasien werden dann aktiviert und regressive Tendenzen mobilisiert.

Das Entscheidende an der Schwere der Krankheit und der Todesnähe ist daher das subjektive Erleben, der regressive Impuls und die damit verbundenen Phantasien, die vom Leiden ausgehen. Je stärker und tiefer die regressive Bewegung ist, die die Krankheit auslöst, desto eher ist eine seelische

Umstrukturierung möglich. Dies kann sowohl durch ein klinisch harmloses Leiden, wie eine Fingerverletzung, als auch durch eine objektiv lebensbedrohliche Krankheit, wie sie ein Herzinfarkt, eine Lungentuberkulose oder ein Asthma darstellen, geschehen. Beispiel dafür werden wir bei Thomas Bernhard, Che Guevara und C. G. Jung finden.

4. DER GELUNGENE SELBSTHEILUNGSVERSUCH

Zu Beginn habe ich darauf hingewiesen, daß der Selbstheilungsversuch, den die Körperkrankheit darstellt, gelingen oder mißlingen kann. Mißlingen heißt, daß die Selbstheilung zeitlich begrenzt bleibt und daß nach einer gewissen Zeitspanne wieder eine körperliche Symptomatik als erneuter Reparationsversuch auftreten muß, wie bei den Beispielen der Migräne, der chronischen Bauchschmerzen, der Ulkuskrankheit oder den Gallensteinkoliken. Mißlingen kann bedeuten, daß die Persistenz der körperlichen Symptomatik die einzig mögliche Form ist, eine seelische Homöostase zu erreichen, wie bei Patienten mit Adipositas, bei denen die psychische Desorganisation durch die Fettsucht aufgehalten wird. Mißlingen heißt auch, daß die körperliche Krankheit ihre volle zerstörende Kraft entfaltet, wie ich noch ausführlich zeigen werde.
Es gibt nun auch körperliche Leiden, deren Selbstheilungskomponente eine bleibende seelische Veränderung hinterlassen, die man als Heilung bezeichnen kann. Unter Heilung ist hier nicht normal oder abnorm gemeint, denn diese Begriffe schaffen mehr Verwirrung als Klarheit. Mit seelischer Heilung sind psychische Entwicklungsschritte in Richtung Autonomie und psychischem Wohlbefinden beim Patienten gemeint, die in ihrer konkreten Ausformung allerdings mit Gesellschaftsnormen

kontrastieren können. Körperliche Leiden, die in diesem Sinn zur Heilung führen, verlaufen zeitlich begrenzt und in sich abgeschlossen. Es sind keine chronischen oder rezidivierenden Leiden. Zwei Beispiele sollen dies illustrieren:

Beispiel: Grippe mit Torticollis (Halskehre)

Eine 35jährige, geschiedene Photographin litt seit vielen Jahren an Magenschmerzen, Durchfall und Angstzuständen. Sie war nach der Scheidung so durcheinander geraten, daß sie zunächst einige Monate in eine Psychiatrische Klinik und anschließend 5 Jahre lang in eine ambulante psychotherapeutische Behandlung gehen mußte. Später kam sie zu mir in Therapie. Ihre Hauptbeschwerden waren ähnlich wie früher, dazu klagte sie über Fragmentierungserlebnisse: Sie erlebte sich in einen »vorderen und hinteren Teil« gespalten, »verlor den Kopf und trug ihn dann unter dem Arm«, begann »innerlich zu rotieren«, sah ihren Schatten stets neben sich und begegnete ihrer inneren Hexe, von der sie sich manchmal besessen glaubte.

Diese inneren Erlebnisse lähmten die Patientin in akuten Phasen fast vollständig, sie lag dann nur im Bett, schlief und quälte sich tagsüber. Allerdings konnte sie immer ihrer Arbeit nachgehen. Besonders schlimm waren die Wochenenden, Ferien oder Feiertage.

Über die Weihnachtstage erkrankte sie an einer Grippe mit Torticollis. Sie konnte deswegen nicht in die Ferien gehen und mußte ungewollt das Bett hüten. Als sie im neuen Jahr zur nächsten Konsultation kam, berichtete sie folgendes: »Es war fürchterlich über die Festtage. Ich war krank und hatte Grippe, Fieber und eine Halskehre. Der Arzt schickte mich deswegen zur Physiotherapie. Aber es geschah während dieser Krankheit etwas Neues und Besonderes: ich entdeckte mich selber, genauer gesagt, ich entdeckte das Wörtlein ›Ich möchte‹. Ich nehme mir fürs neue Jahr sonst nichts vor, aber in diesem Jahr möchte ich ›ich sein‹. Ich wußte nicht, was daraus wird. Am Schluß stellte es eine Geburt dar, meine Geburt: ich kam wie aus einem Grab heraus und streckte meine Nase aus einem Sandhaufen.

Als es mir so schlecht ging, begann ich mich zu fragen, was wohl der Sinn meiner Grippe und Halskehre sein könnte. Es mag blöd tönen, aber der Sinn, den ich sah, ist, daß ich ›ich war‹, und daß ich meinen Kopf nicht verlieren kann. Daher war er durch die Halskehre wie festgeschraubt am Körper und daher habe ich ihn so heftig gespürt. Ich merkte – und dies ist auch neu und tönt vielleicht auch dumm – daß ich mir selber helfen kann. All dies sind Neuentdeckungen. Ich weinte dabei fürchterlich, alles kam mit den Tränen heraus, während ich sonst immer Durchfall hatte und alles unten heraus ging. Dazu registrierte ich bei mir Urbedürfnisse, die kindisch tönen mögen. Aber ich habe sie, und ich will sie Ihnen mitteilen. Ich möchte Hunger und Appetit spüren und mich nicht alle zwei Stunden zum Essen zwingen müssen, ich möchte hüpfen und mich freuen, ich möchte leben.«

Kommentar und Deutung: Im Laufe eines langen psychotherapeutischen Prozesses, den die Patientin über fünf Jahre lang bei einem Kollegen begonnen und dann bei mir weitergeführt hatte, trat anläßlich einer fieberhaften Grippeerkrankung mit Torticollis eine entscheidende Wendung ein. Die sehr Ich-schwache Frau, die psychoseähnliche Zustände erlebt und jahrelang an massiven funktionellen Magendarmsymptomen gelitten hatte, entdeckte während der Grippe und der Torticollis ein neues Ich-Bewußtsein. Sie hatte seit je sehr direkten Zugang zu ihrem Unbewußten gehabt. Jetzt gab sie der Torticollis, die sie als ein Festgeschraubtsein des Kopfes am Körper erlebte, einen individuellen Sinn: »mein Kopf kann nicht verloren gehen« und »ich möchte ›ich‹ sein«.

In dieser sinngebenden Phantasie drückte sich ein neues Ich-Bewußtsein aus. Es war die Geburtsstunde eines neuen Selbstgefühls, dem die Patientin in der Zeichnung des Kopfes, der aus dem Grabhügel emporsteigt, einen bildhaften Ausdruck verlieh. Das körperliche Erlebnis der Grippe mit der Torticollis gab ihrem psychischen Reifeschritt eine materielle Evidenz.

Das andere Beispiel bezieht sich auf eine biblische Gestalt, den Apostel Paulus.

Auf dem Weg von Jerusalem nach Damaskus wird der Christenverfolger Saulus von einer somatischen Krankheit ergriffen, die nach dem Neuen Testament folgende Symptomatik hatte: »Und als er auf dem Wege war und nahe an Damaskus kam, leuchtete ihm plötzlich ein Licht vom Himmel. Und er fiel auf die Erde und hörte ein Stimme, die sprach zu ihm: Saul, Saul, was verfolgst du mich? ... Saulus aber richtete sich auf von der Erde und als er seine Augen auftat, sah er nichts. Sie nahmen ihn aber bei der Hand und führten ihn nach Damaskus. Und er war drei Tage nicht sehend und aß nicht und trank nicht.« (Neues Testament, Apostelgeschichte, Kapitel 9, Verse 3 ff)

Kommentar und Deutung: Es wird hier beschrieben, wie Saulus vor Damaskus ein Licht sieht, eine Stimme hört und dann an dreitägiger Blindheit mit Nahrungsverweigerung erkrankt. Über welche somatische Diagnose man im einzelnen bei Paulus spekulieren will, spielt hier keine Rolle. Das wichtige ist, daß er nach dieser Krankheitsepisode ein anderer Mensch – oder besser gesagt: sich selber – wurde: er verwandelte sich und wurde vom mordenden Christenverfolger zum Prediger des Evangeliums. Es gab nach dieser dreitägigen Krankheit eine völlige Kehrtwendung in seiner inneren Orientierung. Diese Umwandlung war augenfällig und für die Umgebung deutlich wahrnehmbar.

Diese beiden Beispiele sollen zur Illustration von gelungenen Selbstheilungsversuchen genügen. Ich möchte von ihnen ausgehend auf den seelischen Prozeß und die inneren Bedingungen hinweisen, die dazu beitragen, daß eine physische Erkrankung eine bleibende Umstrukturierung im psychischen Bereich ermöglicht. In diesem Prozeß sind drei Phasen zu unterscheiden:

a. die unbewußte Vorbereitung

b. die bewußte Auseinandersetzung mit der Krankheit

c. die anschließende Wandlung.

a. Die unbewußte Vorbereitungsphase

Es handelt sich um eine monate- oder jahrelange intensive innere Auseinandersetzung mit dem eigenen Problem, deren Bemühungen aber nicht zu einer Lösung führen. Schließlich sind die psychischen Energien und Verarbeitungsmöglichkeiten erschöpft, so daß die Körperkrankheit zu Hilfe genommen wird. Bei der Photographin brauchte es einige Jahre Psychotherapie, bevor sie anhand der Grippe und Halskehre ihr neues Ich und ihren Eigenwillen kennenlernen konnte. Von Paulus ist bekannt, daß er ein religiöser Jude war und daß sein Verfolgungseifer die Frucht jahrelang praktizierter religiöser Überzeugung war.

Die innere Ausweglosigkeit und das Gefühl, daß

die bisherigen Lösungsversuche zu keiner wesentlichen Änderung führen, bereiten den Boden für die Regression im Dienste des Ich und für das Moratorium. Mit Auftreten der Körperkrankheit und der Regression finden im Ich und im Selbst Um- und Neubesetzungen statt, die neue Lösungen ermöglichen.

b. Die bewußte Auseinandersetzung mit der Krankheit

Bei der bewußten Auseinandersetzung mit der Krankheit stellt der Patient die Frage nach der Herkunft und dem Sinn seines Leidens, nach dem Warum und Wozu. Dabei erlebt er sich nicht als passives Opfer von dunklen Kräften und schicksalhaften Mächten, die es nun einmal geduldig zu ertragen gilt, sondern er schließt sein Ich mit in den Krankheitsprozeß ein. Die inneren Fragen, die er sich stellt, lauten: Was will mir die Krankheit sagen, welche Botschaft enthält sie, welches ist ihr tieferer Sinn für mich, warum kam sie gerade jetzt? Die Photographin stellte sich die Frage, was der Sinn ihrer Grippe und Halskehre sein könnte. Sie fand eine nur für sie gültige Antwort, nämlich das »ich möchte«, »ich bin« und »ich kann meinen Kopf nicht verlieren, da er am Körper festgeschraubt ist«. Dieser Sinn hat für die Patientin Evidenz- und individuellen Wahrheitscharakter. Die Sinnfrage zu stellen und eine Antwort zu finden, ist nur möglich, wenn im Patienten der lange Prozeß der unbewußten Vorbereitung dafür stattgefunden hat.

Die Frage, welche Bedeutung die Krankheit für das eigene Leben habe, ist im Grunde eine psychoanalytische Frage. In der Psychoanalyse sucht der Analysand seine innere Wahrheit. Der Rückblick in die frühe Kindheit mit den konflikthaften Beziehungen und Gefühlen zu Vater, Mutter und Geschwistern, die Entdeckung der eigenen Konfliktneigungen, Ängste und Traurigkeit, ihre Repetition in den mitmenschlichen Beziehungen und ihre Wiederauflagen in der Gegenwart sind alles Erkenntnisse, welche dem Analysanden letztlich sagen, wer und wie er wirklich ist.
Im Laufe des psychoanalytischen Prozesses erfährt der Analysand auch, daß es im Leben praktisch keine Zufälle gibt. Er wird sich bei allen Neuigkeiten und Überraschungen in seinem Leben skeptisch fragen, ob nicht er selber der Autor oder doch ein wesentlicher Mitspieler dieser Überraschungen sei. Aus diesem Geist heraus, welcher dem Selbst enorm hohe Potentiale in der Gestaltung des eigenen Schicksals zuschreibt, stellt sich dann die Frage nach der Bedeutung der Körperkrankheit.
Früher wurde diese Frage von der Religion und den Kirchen gestellt. Ihre Antworten erscheinen heute aber abgegriffen, werden zu schnell gegeben und sind einseitig auf den Bestrafungsaspekt der Krankheit zugeschnitten. Krankheit als Prüfung oder Warnung, als Strafe oder Läuterung sind die gängigen Auffassungen. Der Sinn und die Bedeutung, von denen hier gesprochen wird, sind dage-

gen individuell, entstehen in jedem Patienten neu und gehen über das Strafprinzip hinaus. Die Beantwortung des Warum und Wozu kann nicht von außen an den Patienten herangetragen werden. Die durch Krankheit und Regression einsam gefundene, innere Wahrheit ist stets einmalig und nie allgemeingültig.

c. Die Veränderung

Die Frucht der inneren Auseinandersetzung ist eine sichtbare und augenfällige Wandlung. Die Photographin, welche bisher oft unentschlossen und zu weich im Leben war, wurde nach der entscheidenden Grippe mit der Neuentdeckung ihres Ich von der Umgebung und auch von mir in der Psychotherapie als deutlich selbstbewußter und konturierter erlebt. Und aus Saulus wurde nach der 3tägigen Krankheit ein Paulus, aus dem Verfolger ein Prediger des Evangeliums.

Die seelischen Wandlungen nach der Körperkrankheit sind beim gelungenen Selbstheilungsversuch für die Umgebung deutlich wahrnehmbar. Sie werden als wohltuend und als ein Reifer- oder Menschlicher-Werden des Patienten empfunden. Der Patient selber betrachtet im Rückblick seine Krankheit als eine entscheidende Schwelle in seiner Lebensentwicklung. Er ist durch diese Erfahrung sich selbst geworden, er hat seine Identität und Individualität gefunden.

Ich möchte abschließend erwähnen, daß von den

vier erwähnten psychodynamischen Konzepten beim gelungenen Selbstheilungsversuch vor allem zwei beobachtet werden: die Krankheit als gefühlsmäßige Neuerfahrung und die Krankheit als Verlustverarbeitung. Die andern psychodynamischen Möglichkeiten, eine Krankheit als narzißtische Reparation oder als Sühne zu benützen, führen im allgemeinen nicht zu einer bleibenden, sondern lediglich zu einer zeitlich begrenzten und vorübergehenden Reparation. Sie finden sich vor allem bei chronischen und intervallweise auftretenden Krankheiten oder bei funktionellen Beschwerden.

5. DER MISSLUNGENE SELBSTHEILUNGSVERSUCH UND DER NEGATIVE ASPEKT DER KRANKHEIT

Es hat in der bisherigen Darstellung der Eindruck entstehen können, ich würde die Krankheit nur in ihren positiven Aspekten sehen. Dem ist nicht so. Im letzten Kapitel des Buches werde ich am Beispiel von Che Guevara das Scheitern des Selbstheilungsversuchs aufzeigen. Als der Revolutionär sich immer mehr in seine inneren und äußeren Konflikte verstrickte, nahmen seine Asthmaanfälle bedrohlich zu, und sein Leiden schritt rapide voran. Nicht nur beim Asthma, sondern bei vielen anderen Krankheiten kann der Reparationsversuch mißlingen. Der negative Aspekt des Krankseins, sein zerstörerisches und grausames Gesicht werden dann voll sichtbar. Der im gelungenen Selbstheilungsversuch enthaltene Sinn existiert nicht mehr. Destruktion, Leiden und Tod packen den Patienten, unfaßbare Betroffenheit und Entsetzen die Angehörigen. Von einer für das Selbst des Kranken bereichernden oder reparativen Erfahrung kann keine Rede mehr sein. Alles wird mühevolles Schicksal, leidvolle Last und sinnlose Qual. Die unheilbare oder zum Tod führende Krankheit zeigt uns mit aller Härte die Grenzen unseres Könnens und unseres Verstehens. Es bedarf einer besonderen Beziehung zu sich selber und einer besonderen inneren Kraft, damit man wie Groddeck angesichts

Schwerkranker und Unheilbarer sagen kann: »Man glaube es doch, die heilige, edle, große Arbeit des Arztes fängt bei der Hoffnungslosigkeit erst an, bei den Unheilbaren, bei den Sterbenden.«[18] Diese Arbeit ist für uns Ärzte besonders schwer, weil die eigene Schwäche, Hilflosigkeit und Vergänglichkeit durch chronisch oder unheilbar Kranke angesprochen wird.

Wenn man sich fragt, unter welchen Umständen eine Selbstreparation mißlingt, so daß die Krankheit ihre volle zerstörerische Kraft entwickelt, dann kann man im allgemeinen drei Konstellationen finden. Im ersten Fall ist die Verletzung des Selbst, welche durch die körperliche Krankheit hätte repariert werden sollen, derart ausgedehnt, daß der reale Körper in den Zerfallsprozeß miteinbezogen wird. Che Guevara, der zwar erschossen wurde und nicht am Lungenleiden selber starb, hatte in den drei letzten Lebensjahren derart ausgedehnte Kränkungen und Demütigungen erlitten, daß das Asthma lebensbedrohliche Formen annahm, und es zu einem Zerfall des Körpers kam.

Im zweiten Fall ist der innere Verlust, den es mit dem Pfropf des Körperleidens auszugleichen gilt, unersetzbar, so daß die Körperkrankheit ihre reparative Funktion nicht erfüllt. Es dürften hier solche Verluste eine besondere Rolle spielen, welche frühkindliche Trennungen reaktivieren. Als Beispiel seien gewisse Formen des Karzinomleidens erwähnt. 11 von 25 Frauen, die an Brustkrebs litten, hatten kurz vor Ausbruch des Mamma-Karzinoms die bedeutungsvollste nahestehende Person, meist die Mutter, verloren. Dieser Verlust reaktivierte eine in der frühen Kindheit erstmals erlebte Verlassenheit und Hoffnungslosigkeit. Im Gegensatz zu früher war der jetzige Verlust durch keine neue Beziehung mehr kompensierbar. Gemeinsam mit anderen Faktoren führte diese Trennungserfahrung zu einem Grundgefühl der Selbstaufgabe, des »given-up« und »giving-up«, und zur Entstehung des Brustkrebses.[19]

Im dritten Fall sind das Mißlingen der Selbstreparation und die zum Tode führende Krankheit die unerbittliche Strafe eines grausamen Über-Ich. Tödliche Unfälle, gewisse Formen tödlich verlaufender Magersucht oder Tuberkulose gehören in diese Kategorie.

Meng[20], der frühere Inhaber des Lehrstuhls für Psychohygiene an der Universität Basel, hat 1934 den Begriff der Organ-Psychose geschaffen. Er beschrieb verschiedene chronische Körperleiden (wie Magendarmgeschwüre, Gallenblasenleiden, chronische Bluterkrankungen, rezidivierende Bindehaut- und Hornhauterkrankungen, Schilddrüsenleiden und Magersucht), bei denen alle therapeutischen Verfahren versagt hatten und denen Meng schließlich mit einer psychoanalytischen Behandlung zu helfen versuchte. Dies gelang ihm auch in zwei Dritteln der Fälle. Ohne die Psychotherapie, für deren Gelingen Meng unter anderem Lebensalter und -reife von Arzt und Patient sowie »persönliches Zusammensein zwischen Kranken und Arzt« verantwortlich machte, wären diese Patienten körperlich chronisch krank geblieben und vielleicht gestorben.

Meng nannte diese Leiden Organ-Psychosen, »um das Wesentliche zu kennzeichnen: die Schädigung des Ichs. Solche Persönlichkeiten regredieren in ihren organischen Symptomen tief in frühere Entwicklungsstadien, ihr Ich wendet sich, ähnlich wie das des Psychotikers, von der Außenwelt ab«. »Das Ich vereint sich wieder mit dem triebhaften Es, aus dem es hervorgewachsen ist und mit dem es immer im Zusammenhang stand.« »In diesen Fällen sind einzelne Körperorgane primär durch psychotische Vorgänge, z. B. durch tiefe Regression, durch Aufhebung oder Steigerung der Besetzung ... erkrankt.«

Die Organ-Psychosen von Meng sind eindrückliche Beispiele für gescheiterte Selbstheilungsversuche. Die Regression erfolgt hier nicht im Dienste des Ich, sondern sie schädigt den Körper selber und die Organe. »Mit der Regression sind Schädigungen der Organe und Organsysteme verbunden ... Die Organe sind auch Träger der psychotischen Besetzungsänderung. Ihre Funktion ist qualitativ geändert.«

Die Regression schädigt die Organe selber, sie verändert nicht nur deren Funktionsabläufe wie bei Neurosen. Man wird bei diesem Vorgang an die maligne Regression von Balint[21] erinnert. Er hat damit eine Desintegration der Beziehung zwischen Analytiker und Analysand beschrieben, wenn in der Psychoanalyse die Atmosphäre der Arglosigkeit zerfällt. Der Patient meldet dann endlose regressive Bedürfnisse an und drängt auf deren Befriedigung durch äußere Handlung. Bei Organpsychosen könnte man von einer intrapsychischen malignen Regression sprechen, die zwar nicht zur Desintegration der Beziehung zum Arzt, aber zur Desintegration des Körpers führt.

Hinsichtlich der Selbstheilungstendenzen läßt sich ein Schema aufstellen. Links steht der gelungene Selbstheilungsversuch. Dort sind die akuten Leiden einzuordnen, bei denen die Selbstheilungstendenzen sehr stark sind. Rechts finden sich die zum Tode führenden Krankheiten, bei denen die Selbst-

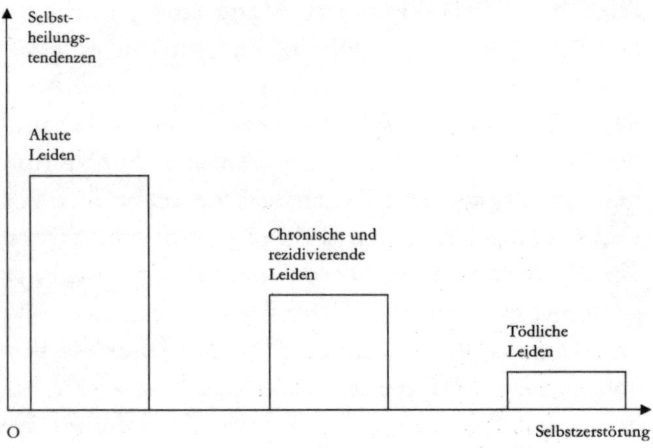

heilungstendenzen mißlingen. In der Mitte sind die chronischen und rezidivierenden Krankheiten. Dort halten sich die Selbstheilungs- und Selbstzerstörungstendenzen etwa die Waage.

Im Grunde wissen wir noch sehr wenig darüber, wie, wann und unter welchen seelischen Bedingungen es zu einem Zusammenbruch der autoreparativen Tendenzen im Ich und zur Entstehung hoffnungsloser Krankheitsverläufe kommt. Die psychosomatischen Forschungen zur Krebsentstehung haben zwar einen ersten Einblick gegeben, und es wurden Arbeitshypothesen aufgestellt, die unser Verständnis weiterführen. Das Problem der inneren Selbstaufgabe des Patienten, die psychischen Anlässe zur Dekompensation eines chronischen Leidens, zum Beispiel eines Diabetes mellitus, einer Herzinsuffizienz oder eines Asthmas und deren Übergang ins Sterben, sind nahezu unerforscht. Oft spielen Verlusterlebnisse von nahestehenden Beziehungspersonen oder von bisher erfüllenden Tätigkeiten eine Rolle, wie dies zum Beispiel vom Pensionierungstod bekannt ist. Differenzierterer Einblick fehlt aber.

Die unheilbare Krankheit ist nicht nur eine Herausforderung für weitere therapeutische Bemühungen und Forschungen, sondern sie ist gleichzeitig auch ein Anschlag auf den Stolz eines Arztes, der meint, selber heilen zu können oder zu müssen. Es bedarf einer inneren Bescheidenheit und Toleranz für das Unvollkommene, damit man sich mit gleicher Anteilnahme und Neugierde dem unheilbar wie dem heilbar Kranken zuwendet. Manchmal macht man dann die Entdeckung, daß beim Patienten durch die Konfrontation mit dem Sterben letzte kreative Kräfte freigesetzt werden, wie sie ihm in dieser Form zu gesunden Zeiten nicht zur Verfügung standen. Die daraus entspringenden Schöpfungen und Kunstwerke sind für die Überlebenden eine Bereicherung, wie etwa die Geschichte der Patientin Beth von Kübler-Ross[22] oder die Bücher von Zorn[23] und Diggelmann[24]. Zorn und Diggelmann litten an Krebs und starben daran. Es gelang ihnen in ihrer letzten Lebensphase, die Angst, Wut und Verzweiflung angesichts des Todes literarisch darzustellen und uns Leser in ihre Erfahrungen und ihre innere Auseinandersetzung mit dem Sterben miteinzuschließen.

Wenn die Krankheit trotz aller Heilungsversuche gesiegt hat, stehen wir schließlich dem sterbenden Patienten und dem Tod gegenüber. Seit der Pionierarbeit von Kübler-Ross[25] gibt es in den letzten Jahren eine zunehmende Anzahl von Veröffentlichungen über den sterbenden Patienten und auch über sterbende Kinder (Bürgin[26]). Die Ärzte, Krankenschwestern und Pfleger sprechen offener über ihre eigenen Gefühle und Belastungen, die sie zu bewältigen haben, wenn sie einen Patienten bis in den Tod begleiten. Dabei werden eigene Trennungserfahrungen und Ängste reaktiviert, und die eigene Traurigkeit wird spürbar. Der betroffene Arzt, die

Krankenschwester und die Angehörigen werden auch an den eigenen Tod erinnert und haben sich angesichts der Krankheit des Patienten damit auseinanderzusetzen. Diese Konfrontation konsumiert oft viel innere Energie, kann aber für alle Beteiligten eine Quelle innerer Neuerfahrung sein.

Die schwere Krankheit und das Sterben eines Menschen ermöglichen manchmal ein Gemeinschaftserlebnis innerhalb der Familie, wie es vorher nicht vorhanden war. Menschen, die jahrelang zusammenlebten und sich dennoch fremd waren, lernen sich angesichts des Todes auf eine neue Art kennen, und bisher verdrängte oder verleugnete Gefühle finden ihren Ausdruck. Innerhalb der Familie werden aber auch alte Konflikte wiederbelebt, die mit der Trennung und Trauer zusammenhängen und dann zu Abwehrleistungen führen.

Es gibt eine gelungene und eine mißlungene Trauerarbeit bei den Betroffenen. Oft fängt sie schon vor dem Tod des Kranken an. Wenn sie gelingt, geht der vom Leid betroffene Angehörige seelisch bereichert aus dieser Prüfungszeit heraus.

Groddeck[27] schreibt über den Arzt und den Tod: »Es gibt Menschen, die des Glaubens sind, der Arzt gewöhne sich an den Tod und stehe ihm ziemlich gefühllos gegenüber. Wer das denkt, kennt weder den Tod noch den Arzt. Die Größe des Todes kennt niemand besser als eben der Arzt, bei jedem neuen Sterben wächst seine heilige Scheu vor diesem Freunde des Menschen.«

Stille, Sprachlosigkeit und Bescheidenheit ergreifen die Betroffenen, wenn der Patient stirbt. Tränen und Trauer folgen. Und die lebensfreundlichen Kräfte im Selbst ermöglichen es dem Arzt, den Krankenschwestern und den Pflegern, sich beim nächsten todkranken Patienten erneut als Begleiter zur Verfügung zu stellen.

III. Der Arzt und die Selbstheilungstendenzen

1. DER ARZT, DIE SELBSTHEILUNGSTENDENZEN UND IHRE GEFÄHRDUNG DURCH DIE UNIVERSITÄTSMEDIZIN

Im dritten Teil dieses Buches soll besprochen werden, wie sich der Arzt und die moderne Medizin gegenüber der Fähigkeit des Ich einstellen, Körperkrankheiten zur seelischen Reparation zu benützen. Es werden dabei auch die Gefahren sichtbar, die für den Kranken entstehen können, wenn der Arzt von dieser Fähigkeit des Ich keine Notiz nimmt.

Wenn ein Patient, der seit 30 Jahren eine Zuckerkrankheit hat, zum Arzt mit dem Wunsch käme, von seinem Diabetes geheilt zu werden, dann würde jeder Arzt dem Patienten zu erklären versuchen, daß dies unmöglich sei. Er würde ihm sagen, die heutige Medizin bringe zwar viel zustande, den Diabetes könne man aber doch nicht heilen. Und wenn dieser Patient dann enttäuscht einen anderen Kollegen oder sogar viele andere Ärzte aufsucht, dann wird er immer die gleiche Antwort erhalten. Als Ärzte schämen wir uns nicht, bei der Zuckerkrankheit die Grenzen unseres Könnens einzugestehen, ja, wir akzeptieren sie als ein unabänderliches Krankheitsschicksal des Patienten.

Etwas anderes spielt sich paradoxerweise zwischen Arzt und Patient ab, wenn es sich um eine Krankheit handelt, die nicht heilbar ist, weil die Symptome reparativen Charakter haben. Ich nehme das Beispiel von Kranken mit chronisch-funktionellen Schmerzzuständen. Wenn ein Patient seit über zehn Jahren Kopfschmerzen hat und in dieser Zeit 15 Ärzte aufsuchte, dann ist der nächste Arzt der 16. Anstatt sich nun zu sagen, wenn die 15 Vorgänger, die alle auch ausgebildete Kollegen waren, nichts erreicht haben, werde ich als 16. dem Patienten auch nicht helfen können, spielt sich etwas Sonderbares ab. Der Arzt wird durch die Einstellung des Patienten, in ihm den ersten und einzigen Helfer gefunden zu haben, in seinen Größenphantasien stimuliert und in der Illusion bestärkt, daß es ihm im Unterschied zu den 15 Vorgängern gelingen werde zu helfen. Seine sonst kritische Einstellung zu sich und seinem Handeln wird getrübt. Ein Gemisch von Mitgefühl mit dem Kranken und grandioser Überlegenheit gegenüber den gescheiterten früheren Kollegen treiben ihn zu neuen therapeutischen Aktivitäten an, die um so aggressiver werden, je mehr Ärzte den Patienten schon untersucht und behandelt haben.

Es etabliert sich eine Arzt-Patienten-Beziehung, die durch die ungeduldige Hilfebedürftigkeit und eine idealisierende Einstellung des Patienten einerseits und wiederbelebte Größenphantasien im Arzt andererseits charakterisiert ist. Das Paradoxe ist aber, daß der Arzt in seinen abklärerischen und therapeutischen Aktivitäten sehr bald wie alle seine Vorgänger scheitert. Die neuen Befunde erbringen nichts, und die neuen Therapieversuche verändern die Schmerzen des Patienten nicht. Dies hat zur Folge, daß die Idealisierung des Patienten in eine Ablehnung des Arztes umkippt. Der Arzt fühlt sich jetzt als Versager. Dies ist der Moment, in dem beide voneinander genug haben. Der Arzt wird seinen Patienten entweder einem Spezialisten, vielleicht einem Professor oder einer Koryphäe, zuweisen, d. h., er wird ihn in der medizinischen Hierarchie nach oben weiterreichen, damit ein besserer und potenterer Kollege helfen möge, oder der Patient sucht von sich aus einen anderen Arzt auf. Dann beginnt die gleiche Dynamik, und die gleiche Interaktion spielt sich zwischen den neuen Partnern ab. Im Laufe der Leidensgeschichte des Patienten finden sich viele medizinische Koryphäen, aber sie scheiterten alle und erwiesen sich als machtlos. Ich habe die Patienten mit chronischen Schmerzzuständen und ihre Interaktion mit den Ärzten daher als »Koryphäen-Killer-Syndrom«[1] beschrieben.

Man muß sich nun fragen, warum es kaum je einem Arzt einfällt, als 16. den Patienten zu fragen, was er denn von ihm erwarte, wenn schon 15 Vorgänger nicht helfen konnten. Der Arzt müßte eigentlich klären, ob der Patient wirklich glaube, daß er als 16. ihm jetzt seine Schmerzen nehmen könne. Falls man dem Kranken diese Frage tatsächlich stellt, bekommt man oft die verblüffende Antwort, daß er gar keine Symptomlinderung erwarte. Und wenn man weiter fragt, warum er dennoch einen Arzt aufsuche, dann wird der Patient nichts antworten können. Denn er sucht etwas beim Arzt, worüber er nicht sprechen kann.

Dies ist die Dynamik, die sich zwischen dem therapieresistenten Schmerzpatienten und seinem Arzt etabliert, wenn man mit der üblichen Anti-Symptom-Einstellung und dem angelernten Selbstbild, Heiler sein zu müssen, an jene Patienten herantritt, deren Symptome reparativen Charakter haben. Ganz anders sieht die Arzt-Patienten-Beziehung bei therapieresistenten Kranken aus, wenn der Arzt mit der Möglichkeit rechnet, daß es Selbstheilungstendenzen im Patienten gibt. Das Ernstnehmen von reparativen Funktionen im Patienten führt zunächst zu einem Respekt vor den Symptomen. Denn diese sind eine Ich-Leistung des Kranken und haben prothetische Funktion. Sie sind ein Pfropfen gegen eine psychische Dekompensation oder der Ersatz für eine Depression. Das Symptom ist unter diesem Aspekt nicht mehr der Feind, sondern eine Art von Verbündetem des Arztes.

Die Idee von reparativen Tendenzen im Patienten ist im Grunde nichts Neues. Seit je wußten die Ärzte, daß nicht sie heilen, sondern der Patient. »Natura sanat, medicus curat« (Die Natur heilt, der Arzt behandelt) ist ein bekannter Ärztesatz, und Groddeck[2], der Pionier der psychosomatischen Medizin und der erste psychoanalytische Poet, hat in seinem Werk »Nasamecu« unermüdlich und vielleicht auch überschwenglich auf die Selbstheilungstendenzen im Patienten hingewiesen: »In jeder Krankheit ruhen Selbstheilungstendenzen, selbst der Krebs hat sie, selbst im Sterben ordnet das Leben noch, sucht zu heilen und zur Gesamtheit zu führen, zu dem bestmöglichen Dasein unter schlechten Bedingungen«, und: »Niemand soll es glauben und niemand darf es glauben, daß ein Arzt den oder jenen geheilt hat. Es steht nicht in seiner Macht. Die Natur heilt, der Arzt behandelt.« Ein anderes Wort ist der von Freud zitierte Chirurgenspruch: »Je le pansais, Dieux le guérit« (Ich verband ihn, Gott heilte ihn). Dem Ernst unseres Themas nicht ganz entsprechend, in der Ironie aber einen wahren Kern enthaltend, sei auch Molière zitiert. Er läßt seinen »Eingebildeten Kranken« sagen: »Vom philosophischen Standpunkt aus gibt es für mich überhaupt keinen possenhafteren und lächerlicheren Hanswurst als einen Menschen, der sich einbildet, einen anderen gesund machen zu können.« Und sein Bruder Beroald antwortet: »Wem daran liegt, gesund zu werden, der soll's allein fertigbringen.«

Der Arzt kann lediglich die für die Heilung günstigsten Bedingungen schaffen, die Heilung selber besorgt der Patient. Dies gilt auch für psychische Nachreifung und seelische Heilungsprozesse. Die adäquate Haltung des Arztes ist daher eine begleitende Einstellung. Der Verzicht auf therapeutische Grandiosität und der Respekt vor den autonomen

Reparationsversuchen des Patienten schaffen ein Klima in der Arzt-Patienten-Beziehung, dem seinerseits reparative Funktion zukommt. Es ist dies vor allem bei Patienten mit chronisch-funktionellen Symptomen eine mittragende, mitgehende und empathische Einstellung, die dem Kranken das Gefühl von Sicherheit und Vertrauen gibt. Der Arzt übernimmt eine »Holding Function« für den Patienten. Er stellt sich für jenen Teil in der psychischen Konfiguration des Kranken zur Verfügung, den der Patient auf ihn projiziert. Er bemüht sich, unaufdringlich, unausgesprochen und ohne Abwehr diese Teil-Objekt-Funktion zu übernehmen. Bei den projizierten Teil-Objekten kann es sich um die Grandiosität des Patienten handeln, die er nur am Arzt wahrzunehmen in der Lage ist, oder um sein abgewehrtes negatives Selbst, so daß er ständig am Arzt herumkritisiert und ihn entwerten muß. In jedem Fall sind es Selbst-Anteile, die der Patient für sein Wohlbefinden benötigt. Da sie bei ihm nicht integriert sind, »gebraucht« er den Arzt als Träger für diese abgespaltenen Teile.
Die reparative Funktion der Arzt-Patienten-Beziehung benötigt der Patient immer dann, wenn seine narzißtischen Reserven erschöpft sind. Daher kommt er zum Arzt. Seine Symptome sind dazu nur eine Art stiller Übereinkunft, daß man sich überhaupt treffen kann. Diese Regulation innerhalb der Arzt-Patienten-Beziehung ist – wie gesagt – vor allem bei jenen Patienten beobachtbar, wel-

che als therapieresistente funktionelle Schmerzpatienten gelten. Dabei ist es gar nicht so wichtig, was der Arzt konkret tut, ob er Schmerzmittel, Physiotherapie oder eine erneute Abklärung verschreibt. Das Entscheidende ist seine Präsenz und sein Interesse am Kranken. Die Patienten sagen dann: »Dieser Arzt versteht mich«, »ich habe Vertrauen zu ihm«, »er tut sein Bestes, und dies tut mit wohl«.
Die Übernahme einer bestimmten Funktion für die psychische Stabilität des Kranken hinterläßt im Arzt oft Gefühle von Unsicherheit, Zweifel, Unbehagen und Leere. Dem Patienten geht es nach der Konsultation besser, dem Arzt schlechter. Er hat scheinbar für seinen Patienten nichts getan, denn er war »nur da« und hat ihm eigentlich nach den üblichen manipulativen Therapievorstellungen gar nichts gegeben.
Die Gefühle, nichts getan zu haben, bekommen eine andere Bewertung, wenn der Arzt verstehen gelernt hat, daß er nichts tun muß und auch nichts tun kann. Wenn er sich von der Idee des »Um-jeden-Preis-heilen-Müssens« distanziert und therapeutische Sparsamkeit bei sich entwickelt hat, wenn er tatsächlich erkannt hat, daß nur der Patient sich selber heilen kann, und sein Beitrag dazu zwar nicht gering, aber oft anders ist, als er an der Universität gelernt hat, dann wird er sich als Arzt wohler fühlen. Er wird dann vielleicht auch erkennen, daß paramedizinische Methoden, die er bisher abgelehnt und verachtet hat – wie Heilpraktiken,

Handauflegen oder Wahrsagen – ihre vorübergehende Wirkung der besonderen Beziehung zwischen Patient und Heiler verdanken, und daß die reparative Funktion seiner Beziehung zum Patienten dynamisch in nichts davon unterschieden ist. Heilpraktiker, Handaufleger, Wahrsager und Hexen haben oft, wenn sie nicht reine Scharlatane sind, eine viel besser ausgebildete empathische Fähigkeit, jenen ergänzenden Teil im Patienten zu repräsentieren, den er jetzt gerade für die Wiederherstellung seiner narzißtischen Homöostase braucht.

Durch die intellektuelle Orientierung in der medizinischen Universitätsausbildung, infolge der Geringschätzung der Gefühlswelt und wegen der eigenen seelischen Einschränkung oder Neurose, sind viele Ärzte nicht in der Lage, in eine gefühlshafte und empathische Beziehung zu ihren Patienten zu treten. Was sie intellektuell und rational nicht erfassen, zahlenmäßig oder statistisch nicht überprüfen können, lehnen sie zum eigenen Schaden und zum Schaden ihrer Patienten ab. Es kommt dann zu keiner stimmigen Arzt-Patienten-Beziehung, und wirkliche Hilfe bleibt aus. »Zwischen Arzt und Kranken besteht ein seltsames Geheimnis, ein Sichverstehen ohne Worte, eine Sympathie, die nicht zu greifen und zu erfassen ist. Wo dieses Sichverstehen fehlt, tut er wohl besser, dem Kranken offen zu sagen, daß er, er persönlich, nicht helfen kann. Das ist nicht grausam, sondern Pflicht.

Es gibt genug Ärzte in der Welt, und ein jeder findet den Arzt, den er braucht.« (Groddeck[3]).
Viele Ärzte spüren diesen Mangel in sich und in der Beziehung zu ihren Patienten. Es werden daher Wege gesucht, um sich selber und dem Patienten gerechter zu werden. Neben einer Neuorientierung im Verständnis und in der Einstellung zur Krankheit sind pragmatische Methoden, wie Balint-Gruppen, entwickelt worden. Sie zentrieren auf ein vertieftes Verständnis der Arzt-Patienten-Beziehung. Die Erlebnisseite des Arztes wird dabei nicht mehr als ein Störfaktor, sondern als ein wichtiger Bestandteil in der Dynamik der Krankheit verstanden.
Einem besonderen Beziehungsproblem begegnen Ärzte mit vorwiegender Konsiliarpraxis. Es sind dies Universitätsprofessoren und Superspezialisten, denen die Patienten vom Hausarzt zur einmaligen Untersuchung zugewiesen werden, und es sind häufig auch renommierte Patienten, Diplomaten, Könige, Staatschefs, Ölscheichs, ihre Gattinnen und Geliebten, die einmal von einem bedeutenden westeuropäischen Arzt untersucht sein wollen. Das besondere Beziehungsproblem besteht darin, daß das Konsilium zu einem bestimmten Zeitpunkt zustande kommt, nämlich dann, wenn in der bisherigen Arzt-Patienten-Beziehung etwas nicht mehr stimmt und das gegenseitige Vertrauensverhältnis Schaden gelitten hat. Im Gegensatz zu den erwähnten »Koryphäen-Killer«-Patienten kommt es hier

nicht zu einem totalen Beziehungsabbruch beim bisherigen Arzt, aber es ist eine Krise da. Das Konsilium soll dann der Reparation der gestörten Arzt-Patienten-Beziehung dienen. Es bewirkt aber oft das Gegenteil. Denn die latente Bedeutung eines Besuches beim berühmten Konsiliarius ist vom Patienten her oft folgende: »Meine Enttäuschung über dich und meine Zweifel an deinen ärztlichen Fähigkeiten sind also doch berechtigt, sonst würdest du mich nicht weiterweisen«, und vom Arzt aus ist der latente Sinn: »Schau nur, ich bin nicht so schlecht, wie du meinst. Ich ziehe Spezialisten zu, die zudem ja auch nicht mehr können als ich.«
Von beiden Seiten, vom Arzt und vom Patienten, wird das Konsilium dazu benützt, die eigene Position zu bekräftigen, ohne daß es zu einer Klärung der gestörten Beziehung und des vorhandenen Mißtrauens kommt.
Der Konsiliararzt hat nun die besondere Chance, neben seiner speziellen Tätigkeit auf diese mögliche Krise in der Beziehung zwischen dem Patienten und seinem bisherigen Arzt einzugehen. Es ist dies allerdings nicht immer leicht, und es ist besonders schwierig bei berühmten und sehr reichen Patienten. Denn es geht von ihnen eine Verführung zur Selbstüberschätzung, zu Machtbewußtsein und zu Konzessionsbereitschaft aus, so daß der Konsiliararzt die Krisenmotive der jetzigen Konsultation nicht ins Gespräch bringt. Er bleibt dann auf dem sicheren Terrain seines Spezialistentums, und die

Chance, mit dem Patienten die Beziehung zu seinem bisherigen Arzt zu klären und ihm dort zu aktiverer Zusammenarbeit zu verhelfen, ist vertan. Selbstheilungstendenzen können übersehen werden, weil der Arzt das Selbstbild eines »Alles-Könners« und »Alles-Machers« in sich trägt. Sie können aber auch mißachtet und verleugnet werden, wenn sie den Ambitionen der Institution widersprechen. Dies kommt gelegentlich in Spezialabteilungen und an Universitätszentren vor. Spezialkliniken und Forschungsabteilungen haben einen eigenen Geist, der den seelischen Bedürfnissen des Patienten und seinen autoreparativen Tendenzen schaden kann. Aggressives Abklären und risikoreiches Behandeln unter dem Schutz des Spezialistentums und im Namen der Wissenschaft lassen dem Patienten zu wenig seelische Reifungszeit während seines Leidens.

Die Einäugigkeit des Spezialisten, der aus Unerfahrenheit oder Ungeschicklichkeit keinen Zugang zum Patienten als einem ganzen Menschen hat, verhindert zusammen mit der schnellen Rotation der Abteilungsärzte das Zustandekommen einer längeren und tieferen Arzt-Patienten-Beziehung. Damit fehlt die Grundlage für einen wirklichen Heilungsprozeß, der die Chancen der Krankheit ausnützt. Es entstehen auf den Spezialabteilungen oft Pseudobeziehungen zwischen Arzt und Patient, deren Brüchigkeit sofort sichtbar wird, wenn sich der Kranke nicht bedingungslos den Abklärungen oder den Therapieprogrammen unterwirft. Er ist dann als Patient nicht mehr interessant und wird entlassen – vielleicht mit seiner Unterschrift unter den Revers »gegen besseren Rat der Ärzte und auf eigene Verantwortung«. Zuvor wird oft noch der Psychiater oder Psychosomatiker hinzugezogen, der in einer solchen Situation als Alibi dafür dienen soll, daß sich der Patient aufgrund seiner besonderen Psychopathologie für die Spezialabklärung oder die Behandlung nicht geeignet hat. Einzusehen, daß in solchen Fällen nicht der Patient, sondern das System krank ist, braucht viel Liebe zur Wahrheit.

Spezialabteilungen und Universitätskliniken sind wichtig und notwendig, und nicht überall wird seelenlose Medizin betrieben. Die Rechtfertigung der Institution durch expansives Funktionieren trotz Rezession, der Tribut an die vorgesetzten Behörden und die Universität in Form eines jährlich sich vergrößernden Auswurfs an wissenschaftlichen Arbeiten, der Zwang zum Machen, die Geringschätzung der Gefühle und die Mißachtung der Einmaligkeit des Patienten sind aber große Gefahren, denen man nur begegnen kann, wenn man sie deutlich und kühl sieht. Manch ein Arzt betreibt daher in der Privatpraxis eine ganz andere Medizin, die ihm und seinen Patienten mehr entspricht, als er in einer Klinikhierarchie oder im universitären Wissenschaftsbetrieb zu machen gezwungen wird.

Beispiel: Magersucht

Eine 22jährige Frau litt an einer Magersucht und wog nur noch 34 kg. Zur Magersucht, die ein psychosomatisches Krankheitsbild ist, gehört als Symptom – neben Gewichtsabnahme und Verstopfung – das Ausbleiben der Periode. Die Patientin wurde auf einer Spezialabteilung behandelt, und man verschrieb ihr Hormone, damit die Periode wieder einsetze. Dieses Vorgehen ist rein organbezogen und übersieht den autoprotektiven Sinn des Ausbleibens der Periode: die Patientin soll vor der eigenen Weiblichkeit geschützt werden. Es ist dies ein Versuch des Körpers, einen Konflikt mit seinen Mitteln zu lösen. Die Magersucht hatte sich bei dieser Frau wegen einer unbewußten Angst vor der eigenen Weiblichkeit entwickelt und drückte einen inneren Protest aus, so zu werden wie ihre Mutter, die sie als triebhaft und sinnlich erlebte. Mit dem künstlichen Provozieren der Periode täuschen sich Arzt und Patient über die tatsächlichen Ursachen des Leidens hinweg und engen ihren Blick auf ein isoliertes Organ ein. Einige Wochen später ist die Patientin, die dann wieder menstruierte, an ihrer Magersucht – wie 10-20% ihrer Leidensgenossinnen – gestorben.

2. DIE PERSÖNLICHKEITSSTRUKTUR DES ARZTES ALS GEFAHR FÜR DIE AUTOREPARATIVEN TENDENZEN IM PATIENTEN

Selbstheilungstendenzen und die besondere adaptative Fähigkeit des Ich, Regressionen und Somatisierungen im Dienste der Reparation vorzunehmen, sind autonome Kräfte im Patienten. Sie werden am meisten gefördert, wenn der Arzt den Sinn des Kräftespiels zwischen seelischer Krise und körperlicher Krankheit erkennt und erfaßt. Dann wird er zunächst staunen und in seinen Aktivitäten zurückhaltend sein. Er bekommt Respekt davor, wie sein Patient mit der körperlichen Krankheit auf eine individuelle Art sein seelisches Problem zu lösen versucht. Die psychische Struktur des Arztes kann in diesem Prozeß zum Hindernis werden, und ich will auf Interferenzen zwischen der Persönlichkeitsstruktur des Arztes und dem Heilungsprozeß des Patienten eingehen.
Die psychische Struktur, die wir alle haben, drückt sich in unseren Gefühlen, Handlungen und in spezifischen Einstellungen zur Krankheit aus. Bedingt durch unsere Entwicklung erwirbt sich jeder eine Einstellung und ein Konzept über das Wesen der Krankheit, die meist unbewußt bleiben. Gelegentlich werden sie reflektiert und diskutiert, häufiger beeinflussen sie ungesteuert unser ärztliches Handeln und unseren Umgang mit dem Patienten. Die

eigene Einstellung wird meist als die einzig richtige und zweckmäßige betrachtet. Die eigene Struktur und das eigene Wesen können für die ärztliche Tätigkeit segensreich sein, sie können aber auch die Arzt-Patienten-Beziehung belasten und zu Schädigungen des Patienten führen. Ich werde mich in der Strukturbeschreibung an die in der Psychoanalyse gängige Einteilung in schizoide, depressive, zwanghafte und hysterische Charaktere halten. Ich werde ihre Vorzüge für die ärztliche Tätigkeit und das aus ihr entstehende Krankheitskonzept hervorheben, um dann die Gefahren für die autoreparativen Tendenzen oder die negativen Folgen für den Patienten zu beschreiben.

Dabei ist zu betonten, daß Strukturbeschreibungen stets ideale Abstraktionen sind, und daß es im Leben nur Mischungen und Übergänge gibt. Auch beziehen sich die folgenden Ausführungen nicht nur auf Ärzte, sondern auch auf das übrige Pflegepersonal, die Krankenschwestern, Pfleger und andere Helfer.

Der *schizoide Arzt* hat seine Qualitäten in seiner Exaktheit, Selbständigkeit und Sachlichkeit. Das aus seiner Struktur geborene Krankheitskonzept kann das Leiden des Patienten zu einem Verfolger und Feind werden lassen, den es »coûte que coûte« auszurotten gilt. Der eigene innere Verfolger, das Negative und Schlechte in einem selber, wird externalisiert und erhält Gestalt in Form der Krankheit. Der Arzt fühlt sich so lange unwohl und schlecht,

bis der Patient seinen Idealen von Gesundheit und Güte entspricht.
Die Gefahr für den Patienten besteht darin, daß der schizoide Arzt als Sonderling den Kontakt zur Realität des Patienten verliert, ihn zum Beispiel in größenwahnhafter Art mit Abklärungen oder eingreifenden Therapien quält und keine Ruhe gibt, bis der Patient sich seinen autistischen Vorstellungen von Gesamtabklärung oder von Heilung fügt. Als Beispiel sei an die im vorigen Kapitel erwähnte Anorexie-Patientin erinnert, bei der in autistischer Weise die Periode provoziert wurde, während das Hauptleiden der Anorexie mit ihrer seelischen Qual in blinder Weise beiseite geschoben wurde. Oder es sei auf Kranke mit »Koryphäen-Killer-Syndrom« hingewiesen, die im Arzt narzißtische Größenphantasien stimulieren und ihn dann zum Totaleinsatz seines Könnens mit übertriebenen Eingriffen und wiederholten, meist nicht indizierten Operationen verleiten.
Ärzte mit vorwiegend *depressiver Struktur* haben ihre Stärke in feinem Einfühlungsvermögen, in der Fähigkeit zur Identifikation mit dem Leidenden und in ihrer großen Aufopferungsbereitschaft. In ihrem Krankheitskonzept wird das Leiden des Patienten oft als Folge von Schuld und Versagen gesehen. Latente Vorwürfe und Abwertungen über die Lebensführung des Kranken verunmöglichen eine Toleranz für das Andersartige. Die eigene Unfähigkeit zur Unbekümmertheit im Leben

wird zur Tugend erhoben, weil der Arzt die Folgen der Leichtlebigkeit täglich in der Krankheit seines Patienten zu sehen meint.

Die Gefahr für den Patienten besteht darin, daß der Arzt als Dulder in symbiotische Verschmelzung und zu große Nähe des Patienten gerät, um ihn zu heilen und zu retten. Damit vernachlässigt er die schöpferische Distanz und erstickt die autoreparativen Tendenzen durch seine aufopfernde, abklärerische oder therapeutische Überaktivität. Da die Beschäftigung mit dem schwerkranken Patienten oft der eigenen Depressionsabwehr dient, erlebt der Arzt, und häufiger noch die Krankenschwester, den Heilungsprozeß und die damit verbundene Trennung vom Patienten als schmerzhaft. Prozeduren, welche der Verlängerung der Arzt-Patienten-Beziehung dienen und keinen therapeutischen Wert mehr haben, werden dann eingebaut und damit rationalisiert, daß man für den Patienten alles getan haben möchte. Der Kranke wird dadurch in seiner autonomen Entwicklung behindert.

Als Beispiel sei eine depressiv-strukturierte Ärztin erwähnt, die zu allen Patienten sehr mütterlich war, die aber den Verselbständigungsprozeß des Patienten und die Ablösung von ihr stets als ein eigenes Versagen erlebte. Sie war eine im Leben sehr einsame Frau und konnte auf keine andere als dienende Weise Kontakte zu Mitmenschen finden.

Der *zwanghafte Arzt* hat seine Vorzüge in der Exaktheit, Gewissenhaftigkeit und Treue. Sein Krankheitskonzept hat zwei Gesichter, und das Leiden erlebt er zwiespältig und ambivalent: einerseits ist es wie ein zu hütender Besitz, andererseits bedeutet es Strafe für inneren Schmutz und inneren Makel. Mit eisernem Einsatz, pedantischer Genauigkeit und zweifelndem Zögern versucht er, die Übel zu beseitigen.

Die Gefahr für den Patienten besteht darin, daß sich der zwanghafte Arzt als Pedant geistig unbeweglich, dogmatisch und überängstlich auf sein somatisches Spezialgebiet beschränkt und die seelische Aussagekraft des Leidens übersieht. Er wird mit aggressiver Exaktheit die körperlichen Symptome zum Verschwinden zu bringen versuchen, bedenkenlos gegenüber den menschlichen Folgen seines Vorgehens, denn Krankheit ist für ihn der unreine Fleck, den es entsprechend seinen puristischen Idealen zu beseitigen gilt. Sein stets zurückbleibendes Zweifeln, ob wirklich alles ausgeheilt sei, kann sich auf den Patienten übertragen und in ihm hypochondrische Ängste erzeugen. Die Behandlung bekommt oft auch Züge eines autoritären Machtkampfes zwischen Arzt und Patient. Der Kranke ist mit seinen Symptomen das unfolgsame Kind, der Arzt dagegen ist der wissende, mächtige und nötigenfalls strafende Gott-Vater. Die Behandlung läuft gern in zwanghaften Ritualen ab, die keinen Freiraum für spontane Lebendigkeit und unvorhergesehene Verläufe lassen.

Als Beispiel für die dogmatisch-ängstliche Einengung auf das Spezialgebiet sei ein Lehrbuch der Kardiologie erwähnt, in dem es nur organische Herzkrankheiten gibt. Die in der Praxis so häufig vorkommenden funktionellen Herzbeschwerden oder die Herzneurosen sind nicht aufgeführt, da der Autor sich für seelische Belange offenbar nicht kompetent genug fühlt.

Der *hysterisch-strukturierte Arzt* hat seine Vorzüge in der Spontaneität, Plastizität und der Offenheit für das Neue. Die Einstellung zur Krankheit und zum Patienten hat etwas Leichtfüßig-Spielerisches. In seinem Krankheitskonzept ist das Leiden zwar eine unangenehme Realität, aber es gibt viele Möglichkeiten der Therapie. Noch im größten Elend strahlt dieser Arzt Optimismus aus und sieht immer irgendwo einen Hoffnungsschimmer. Die Krankheit wird vom hysterisch-strukturierten Arzt oft wie ein personifiziertes und verführerisches Liebesobjekt, zum Beispiel ein eigenes Kind, erlebt, das man hegt und pflegt und dem man viel Affektion entgegenbringt. Die eigene Phantasie wird stimuliert, und jeder Patient ist eine große Bereicherung und Herausforderung.

Die Gefahr besteht darin, daß der Arzt als Sonny-Boy durch seine phantasievolle Lebendigkeit unrealistische Prozeduren einleitet, allzu großen Optimismus erzeugt oder zu schnelle Handlungsanweisungen gibt. Die Flucht nach vorn und unüberlegte therapeutische Polypragmasie (Vieltuerei) bringen eine Unruhe und ein Tempo in die Arzt-Patienten-Beziehung, welche die autoreparativen Kräfte schädigen. Der stets aktive und einfallsreiche Arzt bekommt zudem ein Übergewicht, welches den Patienten hoffnungslos klein und abhängig werden läßt. Der Arzt wird zwar vom Patienten sehr bewundert. Die Bewunderung, Ruhe und Einfühlung, die der Kranke aber selber für seinen Selbstheilungsprozeß nötig hätte, kann der Arzt in seiner Rastlosigkeit und Eitelkeit nicht geben. Besonders gefährlich ist der Zwang zum Erfolg, unter dem hysterisch-strukturierte Personen leiden. Dem Kranken wird daher keine Zeit gelassen, auf seine individuelle Weise und mit seinem eigenen Tempo sich mit dem Leiden auseinanderzusetzen.

Als positives Beispiel eines Arztes, der seinen strukturbedingten Verführbarkeiten nicht erlag, sei der in einem früheren Kapitel beschriebene Chirurg erwähnt, der bei seiner Patientin mit den wehenartigen Bauchschmerzen ruhig zuhörte, ihre Geschichte zu verstehen versuchte und der Versuchung, das Abdomen chirurgisch zu revidieren, widerstand. Stattdessen führte er sehr geschickt ein Gespräch mit der Frau, das ihr den Einstieg in die Kurzpsychotherapie ermöglichte.

Das aus der Struktur eines Arztes entspringende und meist unbewußt bleibende Krankheitskonzept, welches die menschliche Einstellung zum Patienten beeinflußt, könnte man kurzformelhaft so zusammenfassen:

Krankheit als Verfolger beim schizoiden Arzt
Krankheit als Schuld beim depressiven Arzt
Krankheit als Strafe beim zwanghaften Arzt
Krankheit als Verführer beim hysterischen Arzt.

Dabei sei nochmals wiederholt, daß diese Beschreibungen und Kurzformeln in dieser einseitigen oder reinen Form kaum je vorkommen. Wir haben in uns von allen Strukturen etwas, das Überwiegen der einen oder anderen Seite macht das Individuelle aus.

Es wäre illusorisch zu glauben, daß man die eigene psychische Struktur wesentlich ändern kann. Dies ist auch gar nicht erwünscht.

Wünschbar ist aber, daß der Arzt die Stärken und Schwächen seiner Persönlichkeit in der Beziehung zu den Mitmenschen, zu seinem Liebespartner und auch zu seinen Patienten kennt, damit er sich und den andern die Enttäuschung, die ihm im Leben meist mehrmals und in dynamisch gleicher Weise widerfahren sind, ersparen kann. Er kann mit dem Wissen um seine persönlichkeitsspezifischen Eigenheiten dazu beitragen, daß der Patient kreativ mit seiner Krankheit umgehen kann, etwa indem er dem Patienten seine Einfühlungsgabe und Identifikationsfähigkeit zum Erfassen der inneren Probleme zur Verfügung stellt, oder indem er mit seiner Fähigkeit zu Sachlichkeit und ordnenden Linien für den Patienten, der sein Innenleben zunächst als ein unübersichtliches Chaos erlebt, zum klärenden Analytiker wird.

3. DIE VERANTWORTUNG FÜR DIE KRANKHEIT UND DER KRANKHEITSGEWINN

In letzter Zeit ist im Zusammenhang mit der Kostenexplosion in der Medizin in vermehrtem Maß von Versicherungsträgern die Schuldfrage an den Arzt gestellt worden. Es wird gefragt, ob die Krankheit eines Patienten auf Selbstverschulden beruhe oder nicht. Bei eindeutigem Selbstverschulden kann der Kostenträger die Versicherungsleistung schmälern oder ablehnen.

Aus der hier dargestellten Betrachtungsweise geht hervor, daß bei gewissen Patienten die körperliche Krankheit ein Selbstheilungsversuch und eine Ich-Leistung ist, und daß der Patient zum kreativen Mitgestalter dieser Neuschöpfung wird. Ist er damit an der Krankheit mitschuldig?

Zunächst soll ein weiteres Beispiel gegeben werden.

Beispiel: Grippe

Ein 42jähriger verheirateter Lehrer hat seit 5 Jahren eine außereheliche Beziehung zu einer exotisch-schönen Eurasierin. In letzter Zeit leidet er vermehrt unter der Dreieckssituation. Er möchte eine Klärung herbeiführen, ist aber unentschlossen und weiß nicht wie. Er gerät zunehmend in eine innere Spannung. Da erkrankt er plötzlich an einer schweren Grippe. Während 8 Tagen hat er 39° Fieber, Gliederschmerzen,

Bronchitis und Kopfweh. Dann fühlt er sich wieder besser, fühlt sich aber noch fast 2 Wochen müde, matt und nicht richtig arbeitsfähig. Als er wieder genesen ist, kann er eine Entscheidung treffen. Er trennt sich von seiner Frau und einige Monate auch von seiner exotischen Freundin.
In der Psychotherapie hatte sich bei diesem Patienten Frauen gegenüber ein deutlicher Ambivalenzkonflikt dargestellt, der mit Kastrationsängsten vor einer sehr aktiven Mutter und einer mangelhaften Identifikation mit dem Vater zusammenhing. Dieser infantile Konflikt wurde beim Patienten immer dann reaktiviert, wenn die Beziehung zu einer Frau intensiv und eng wurde.
Kommentar und Deutung: Die Grippe war jenes Moratorium und jener Entscheidungsaufschub, von dem Mitscherlich sprach. Während der körperlichen Krankheit erfolgte das »reculer pour mieux sauter«. Der Patient war nach der Grippe in der Lage, eine ihm entsprechende Lösung für seinen Ambivalenzkonflikt zu finden. Er distanzierte sich von beiden Frauen. Es kam mit dieser Vermeidung des anderen Geschlechts zwar zu einer vorübergehenden Ich-Einschränkung, der Patient benötigte diese Distanz aber für seine innere Nachreifung und Selbst-Abgrenzung, da er von beiden Frauen und früher von seiner sehr starken Mutter abhängig gewesen und immer wieder manipuliert worden war. Es zeigte sich

auch, daß die Grippe über den infantilen Ambivalenzkonflikt hinaus die Reaktion auf eine unmittelbar vorausgegangene narzißtische Kränkung gewesen war. Seine Freundin hatte ihm kurz zuvor zu verstehen gegeben, daß sie noch zu einem anderen Mann eine Beziehung habe. Dies hatte den sensiblen und verletzlichen Akademiker sehr gekränkt. Die Grippe war damit auch ein Versuch, diese akute narzißtische Wunde ausheilen zu lassen.

Ich komme auf die anfangs gestellte Frage der Selbstverantwortung zurück. Wenn es praktisch keine Zufälle im Leben eines Menschen gibt, und wenn körperliche Krankheiten eine kreative Ich-Leistung im Sinne eines Selbstheilungsversuchs, wie im genannten Beispiel, sein können, dann ist der Patient auch dafür verantwortlich. Es ist »seine« Krankheit, »seine« Grippe oder »sein« Kopfweh. Die Ich-Leistung beruht auf bewußten und unbewußten Prozessen, die sich am Patienten wie ein Traum oder ein guter Einfall vollziehen.

Bei der von Versicherungsträgern gestellten Frage nach der Selbstverschuldung wird meist an bewußte Selbstschädigung, etwa durch Suizid oder chronischen Alkoholmißbrauch, gedacht. Von der hier dargestellten Betrachtung aus ist die Aufgliederung in bewußte und unbewußte Selbstschädigung nicht aufrechtzuerhalten, da auch die unbewußten Tendenzen zum Menschen gehören. Augustin quälte sich mit der Frage, ob er für seine

Träume verantwortlich sei oder nicht, weil sie oft sexuellen und aggressiven Inhalt hatten. Für ihn war es nicht selbstverständlich, daß auch das Unbewußte und die Traumphantasien zum Menschen gehören.

Bei einer Grippe, wie im Fall des Lehrers, wird die Schuldfrage von der Versicherungsseite nicht gestellt, weil diese Krankheit ein sozial anerkanntes Leiden ist. Anders wäre es, wenn der Selbstheilungsversuch nicht in Form einer Grippe, sondern einer Heroinsucht oder einer perversen Handlung geschähe. Je nach Gesellschaftsnorm wird dann ein Leidenszustand akzeptiert oder abgelehnt.

Wenn man die Schuldfrage beim Auftreten einer Krankheit stellen will, dann muß sie grundsätzlich bei allen Leiden gestellt werden, ohne Rücksicht auf die gesellschaftliche Anerkennung oder Diskriminierung eines Leidens, also sowohl bei der Raucherbronchitis wie bei der Erkältung eines von der Mutter vernachlässigten Kindes oder der Hypertonie eines ehrgeizigen Wissenschaftlers. Es zeigt sich dann, daß jeder Mensch für sein Leiden mitverantwortlich ist, wobei man das Mehr oder Weniger der Selbstverantwortung kaum abwägen kann. Mir ist eine Stellungnahme zur Schuldfrage, so wie sie von Versicherungsträgern gestellt wird, unmöglich, weil ich damit in eine Richterfunktion käme und meine Selbstidentität als Arzt und Psychoanalytiker verleugnen müßte.

In diesem Zusammenhang sei auch die »Flucht in

die Krankheit« erwähnt. Von Angehörigen, aber auch von Ärzten oder vom Pflegepersonal werden gewisse Patienten verdächtigt, sie flüchteten in die Krankheit, um zumutbaren Schwierigkeiten und Konflikten im Leben auszuweichen. Der Gedanke an die Flucht in die Krankheit kommt immer dann auf, wenn es sich um unangenehme und anspruchsvolle Kranke handelt, die unseren Heilungserwartungen nicht entsprechen und trotz allem Bemühen krank bleiben.

Wer von Flucht in die Krankheit spricht, sagt sowohl über sich wie über den Kranken etwas aus. Über sich sagt er aus, daß seine Beziehung zum Patienten belastet und schwieriger als sonst ist, und beim Kranken registriert er neben dem somatischen Leiden seelische Probleme, die aber wegen der Somatisationsabwehr nicht leicht erkennbar sind. Die Somatisation provoziert bei vielen Beobachtern Ungeduld und Ärger.

Die Bezeichnung »Flucht in die Krankheit« ist vom Konzept her – daß körperliche Krankheiten ein seelischer Selbstheilungsversuch sein können – eine zutreffende Beschreibung, wenn das In-die-Krankheit-Fliehen nicht ein feiges Sichdrücken meint, sondern als die momentan einzige Möglichkeit des Ich verstanden wird, einem inneren Konflikt zu begegnen.

Flucht in die Krankheit wird häufig in Zusammenhang gebracht mit dem Krankheitsgewinn, der einen ebenso schlechten Ruf hat. Freud[4] unterscheidet zwischen primärem und sekundärem Krankheitsgewinn. Der primäre Krankheitsgewinn entsteht durch die Symptombildung als solche, die dem Ich Konflikte erspart und so zu einer psychischen Spannungsminderung führt. Primärer Krankheitsgewinn und Flucht in die Krankheit gehören in diesem Sinn als besondere Formen der Konfliktbearbeitung zusammen. Der sekundäre Krankheitsgewinn weist auf äußere Vorteile hin, die dem Patienten erwachsen, wenn die Krankheit bereits besteht. Laplanche und Pontalis[5] erläutern dazu, daß es sich dabei mehr um narzißtische und mit der Selbsterhaltung verknüpfte als um libidinöse Befriedigung handelt.

Wir wissen noch relativ wenig darüber, in welcher Weise die Erfahrungen des kranken Kindes das spätere Kranksein als Erwachsener beeinflussen. Wenn in der Kindheit das Kranksein toleriert wurde und zu vermehrter emotionaler Zuwendung von Seiten der Mutter geführt hat, dann ist später eine Flucht in die Krankheit oder der Wunsch nach sekundärem Krankheitsgewinn möglicherweise größer, als wenn die Krankheit als Schwäche abgelehnt worden ist oder zu Einsamkeit und Verlassenheit von den Eltern geführt hat. Die Erfahrungen unserer Patienten, die aus den mediterranen Ländern zu uns in die Schweiz gekommen sind, sprechen für diese Zusammenhänge. In Süditalien, Südspanien, Jugoslawien oder Griechenland ist das Kind Zentrum in der Familie. Eine Krankheit des

Kindes führt zu höchster Beunruhigung in der ganzen Familie und zu intensiver Zuwendung, vor allem der weiblichen Familienmitglieder, von Mutter, Großmutter, Tanten und Schwestern.
Der jetzt in unseren kühlen Breitengraden lebende Patient zeigt daher beim Auftreten einer Krankheit recht offen den Wunsch nach dieser früher einmal erlebten Zuwendung, wobei dann der Versicherungsträger, der Arbeitgeber oder die hiesige Gesellschaft symbolisch für die versorgende Mutter zu stehen hat. Dieser Zuwendungs- und Versorgungswunsch scheint vielen sachlichen und leistungsbeflissenen Schweizern übertrieben oder maßlos. Einige Psychiater neigen dazu, solche Patienten mit diagnostischen Etiketten zu versehen, die Diffamierungen gleichkommen. Solche Etiketten lauten etwa auf »Renten-Neurose«, »neurotische Versorgungsansprüche«, »querulatorische Psychopathie«, »pathologische Arbeitsscheu« etc. Sind südländische Patienten einmal mit solchen Etiketten versehen, dann haben sie vor den Versicherungsträgern in der Schweiz keine Chance mehr. Ihre Andersartigkeit wird ihnen zum Verhängnis, und letztlich auch den sie begutachtenden Psychiatern, die blind sind gegenüber ihren Identifikationen mit gesellschaftlichen Normen.
Es lag mir daran, in diesem Kapitel anhand der Verantwortungsfrage und dem Problem des Krankheitsgewinns abwertende und aggressive Einstellungen zum Patienten mit Hilfe der Haupt-

hypothese dieses Buches zu relativieren. Wenn aggressive Polarisierungen in der Arzt-Patienten-Beziehung geschehen, und wenn der eine Partner zunehmend zum Feind des andern wird, dann hat meistens der Arzt etwas übersehen oder ein Konzept über die Krankheit und Gesundheit seines Patienten, das diesem nicht entspricht.

IV. Literarische und historische Beispiele

LITERARISCHE UND HISTORISCHE BEISPIELE: THOMAS BERNHARD, CHE GUEVARA, C. G. JUNG

Fast am Ende des Buches angelangt, möchte ich jetzt auf drei Gestalten aus der Literatur und der Geschichte hinweisen, die in ihrem Leben in Form einer körperlichen Krankheit einen seelischen Selbstheilungsversuch, der bald gelang, bald mißlang, erfahren haben. In Biographien und Romanen findet sich dieses Phänomen recht häufig. Es sei etwa an Franz von Assisi oder an Ignatius von Loyola erinnert, die beide im Anschluß an schwere körperliche Krankheiten ihr weltliches Leben aufgaben und zu Bettelmönchen wurden. Mit Hilfe der somatischen Erkrankung wurde eine Selbstfindung ermöglicht, die in der mönchischen Lebensform und in der Ordensgründung eine Stabilisierung ihres Selbst garantierte.
Drei andere Beispiele will ich etwas ausführlicher besprechen: den Roman »Der Atem« von Thomas Bernhard, die Entwicklung des Revolutionärs Che Guevara und eine Episode aus dem Leben von C. G. Jung. Alle drei Beispiele sind eindrückliche Dokumente dafür, wie körperliche Krankheiten einen seelischen Selbstheilungsprozeß einleiten oder zum Abschluß bringen können.

Thomas Bernhard beschreibt in seinem autobiographischen Roman »Der Atem« die für sein Leben wichtige Episode der Selbstfindung, als er 18jährig war.[1]

Er erkrankte damals schwer an einer Lungentuberkulose und kam als hoffnungsloser Fall ins Sterbezimmer des Landeskrankenhauses Salzburg. Mehrere Wochen war er am Rand des Todes und erlebte täglich das Sterben seiner Mitpatienten, alles todkranke alte Männer.

Die Krankheit von Bernhard war manifest geworden und ausgebrochen, als sein Großvater, zu dem er die wichtigste und einzige innere Beziehung hatte, selber erkrankte und ins gleiche Krankenhaus eingewiesen worden war. »Nicht bei ihnen war ich ja aufgewachsen, sondern bei meinem Großvater, ihm verdankte ich alles, was mich schließlich lebensfähig und in hohem Maße auch immer wieder glücklich gemacht hatte.« . . . »Ein Leben ohne ihn war mir lange Zeit unvorstellbar gewesen. Es war die logische Konsequenz, ihm selbst ins Krankenhaus nachzufolgen.«

Wie früher zu Hause, so spricht der Patient im Krankenhaus mit seinem Großvater fast täglich, plant die Zukunft und philosophiert mit ihm über das Leben. »Von Zeit zu Zeit seien solche Krankheiten, tatsächliche oder nicht, wie er sich ausdrückte, notwendig, um sich jene Gedanken machen zu können, zu welchen der Mensch ohne eine solche zeitweise Krankheit nicht komme.« »Der Kranke ist der Hellsichtige, keinem anderen ist das Weltbild klarer.« »Der Künstler, insbesondere der

Schriftsteller, der nicht von Zeit zu Zeit ein Krankenhaus aufsuche, also einen solchen lebensentscheidenden existenznotwendigen Denkbezirk aufsuche, verliere sich mit der Zeit in die Wertlosigkeit, weil er sich in der Oberflächlichkeit verheddere.«

Der Großvater stirbt dann unerwartet und plötzlich, und Bernhard ist völlig allein. In seiner großen Verzweiflung und Einsamkeit gibt er der Not nun einen eigenen, lebensrettenden Sinn:

»Der Tod des Großvaters, so entsetzlich er sich gezeigt und sich auf mich auswirken hatte müssen, war auch eine Befreiung gewesen. Zum erstenmal in meinem Leben war ich frei und hatte mir diese plötzlich empfundene totale Freiheit in einem, wie ich heute weiß, lebensrettenden Sinn nützlich gemacht. Von dem Augenblick dieser Erkenntnis und ihrer praktischen Anwendung an hatte ich die Auseinandersetzung mit meiner Krankheit gewonnen. Ich hatte absolut das Gefühl, gerettet zu sein von dem Moment an, in welchem ich die Möglichkeit des vollkommenen Alleinseins erkannt und zu meinem Besitz gemacht hatte.«

Bernhard beschreibt in seinem Buch eindrücklich den komplizierten Prozeß der Individuation und Selbstfindung, welcher durch die schwere Lungenkrankheit in Gang gekommen ist. Er erkrankte in Identifikation mit dem Großvater und als Reaktion auf dessen Weggang ins Spital. Als der Großvater dann tatsächlich stirbt, leistet er die Trauerarbeit, überlebt die Trennung und findet im völligen Alleinsein seine eigene Individualität und seinen Weg für die Zukunft.

Ganz anders ist das Beispiel von *Che Guevara,* dem Idol der Studentenbewegung der 60er Jahre[2]. Che wurde 1928 in Argentinien geboren und war seit dem zweiten Lebensjahr Asthmatiker. Seine Mutter war eine aristokratische und sehr starke Frau, die in Buenos Aires Anfang der Zwanzigerjahre als erste Dame der Gesellschaft kurz geschnittenes Haar trug, eigenhändig Geldschecks ausstellte und ein Auto steuerte. Che war ihr Lieblingskind, und die Beziehung war sehr eng. Nach Schule und Medizinstudium schloß er sich 25jährig als Argentinier der kubanischen Revolution mit Fidel Castro an; 30jährig (Ende 1958) gelang ihm die entscheidende Schlacht gegen die Regierungstruppen von Batista. Nach einem triumphalen Einzug in Havanna wurde Che »kubanisch geborener Staatsbürger«. Er stieg bis zum Industrieminister von Fidel Castro auf und traf in dieser Funktion mit den Regierungschefs der großen kommunistischen Staaten zusammen, unter anderem mit Chruschtschow und Mao Tse-tung.
Sieben Jahre nach dem revolutionären Sieg – im März 1965 – kommt es plötzlich zum Bruch zwischen dem jetzt 37jährigen Che Guevara und Fidel Castro. Che fällt in Ungnade. Er tritt von allen Ämtern zurück und verzichtet auf die kubanische

Staatsbürgerschaft. Zwei Monate später – im Mai 1965 – stirbt seine Mutter an Krebs. Che verschwindet, und man spricht von einem Aufenthalt in einer Klinik wegen psychophysischer Erschöpfung. Dann beginnt 1966 sein verzweifelter Versuch, die Revolution in Bolivien durchzuführen. Mit einigen Dutzend Leuten kämpft er in Südbolivien, wird schließlich gefangen genommen und nach knapp einem Jahr Guerillakämpfen im Oktober 1967 erschossen.

Wenn man Che Guevaras Tagebuchaufzeichnungen der letzten elf Monate seines Lebens liest, dann fällt auf, daß sich, je verzweifelter die Lage im Guerillakampf wird, um so mehr Aufzeichnungen über die Verschlimmerung seines Asthmas finden: »Mein Asthma wird immer schlimmer«, »es macht mir ernste Sorgen«, »es macht mir schwer zu schaffen«, »es ist unerträglich«, »schwerer Asthmaanfall«, sind Eintragungen, die sich ab Juni 1967 häufen.

Che war in einer allerschwersten Lebenskrise: er hatte seine soziale Position als Industrieminister und das ganze damit verbundene Prestige verloren, sein Freund Fidel Castro hatte ihn verstoßen, seine großartige Mutter war gestorben, und der verzweifelte Versuch, die glorreiche Vergangenheit der Kuba-Revolution am Beispiel von Bolivien zu wiederholen, drohte durch die zunehmende Einkreisung von seiten der bolivianischen Regierungstruppen zu scheitern. Wenn man all diese Verluste und Demütigungen, die physische Bedrohung und die Angst im Guerillakampf bedenkt, dann kann man das heftige Wiederauftreten des Asthmas als einen Rückgriff auf »die biologische Weisheit des Körpers« (Mitscherlich) deuten, der Che helfen sollte, durch vermehrte Zuwendung zum Körper sein schwerverletztes narzißtisches Selbst-Gefühl zu reparieren und seine Angst durch autoerotische Beschäftigung zu mildern. Bevor dieser Prozeß aber eine Hilfe sein konnte, wurde Che getötet.

Als drittes Beispiel sei an *C. G. Jung*[3] erinnert. Er erkrankte 69jährig zu Beginn des Jahres 1944, kurz nachdem er an die Universität Basel als Ordinarius für medizinische Psychologie berufen worden war. Er brach sich bei einem Unfall den Fuß. Dann folgte ein Herzinfarkt. Er geriet in unmittelbare Lebensgefahr, hatte Delirien und Visionen, die er später »gewaltige Bilder« nannte. Nach überstandener Krankheit erinnert er sich:

»Nach der Krankheit begann eine fruchtbare Zeit der Arbeit für mich. Viele meiner Hauptwerke sind erst danach entstanden. Die Erkenntnis – oder die Anschauung vom Ende aller Dinge – gaben mir den Mut zu neuen Formulierungen. Ich versuchte nicht mehr, meine eigene Meinung durchzusetzen, sondern vertraute mich dem Strom der Gedanken an. So kam ein Problem nach dem anderen an mich heran und reifte zur Gestaltung.

Es war aber noch ein Anderes, das sich mir aus der

Krankheit ergab. Ich könnte es formulieren als ein Ja-Sagen zum Sein – ein unbedingtes »Ja« zu dem, was ist, ohne subjektive Einwände. Die Bedingungen des Daseins annehmen, so wie ich sie sehe – so wie ich sie verstehe. Mein eigenes Wesen akzeptieren, so wie ich eben bin. Zu Beginn der Krankheit hatte ich das Gefühl, einen Irrtum in meiner Einstellung begangen zu haben und darum für den Unfall gewissermaßen selber verantwortlich zu sein. Aber wenn man den Individuationsweg geht, wenn man das Leben lebt, muß man auch den Irrtum in Kauf nehmen, sonst wäre das Leben nicht vollständig.

Es gibt nicht die Garantie – in keinem Augenblick –, nicht in einen Irrtum zu geraten und in eine tödliche Gefahr. Man meint vielleicht, es gäbe einen sicheren Weg. Aber das wäre der Weg der Toten. Dann geschieht nichts mehr oder auf keinen Fall das Richtige. Wer den sicheren Weg geht, ist so gut wie tot.

Erst nach der Krankheit verstand ich, wie wichtig das Ja-Sagen zum eigenen Schicksal ist. Denn auf diese Weise ist ein Ich da, das auch dann nicht versagt, wenn Unbegreifliches geschieht. Ein Ich, das aushält, das die Wahrheit erträgt und das der Welt und dem Schicksal gewachsen ist. Dann hat man mit einer Niederlage auch einen Sieg erlebt. Es wird nichts gestört – weder außen, noch innen; denn die eigene Kontinuität hat dem Strom des Lebens und der Zeit standgehalten. Aber das kann

nur geschehen, wenn man sich nicht vorwitzig in die Absichten des Schicksals einmischt.«
Aus diesen Erinnerungen geht hervor, wie wichtig für die Selbstfindung von C. G. Jung die Erfahrung seiner schweren Krankheit war.

Wenn man zusammenfassend auf diese drei Persönlichkeiten zurückblickt, dann gibt uns Thomas Bernhard in seinem Roman das Beispiel eines gelungenen Selbstheilungsversuches. Die Krankheit ermöglicht und beschleunigt wie ein Ferment den Individuationsprozeß, der früher eingeleitet und nach dem Verlust des Großvaters in der Krankheit abgeschlossen wird. Bei Che Guevara dagegen mißlingt der reparative Prozeß, welcher die schweren Verluste und narzißtischen Wunden in Form des verstärkten Asthmas ausgleichen soll. Die Erinnerungen von C. G. Jung schließlich zeigen, wie wichtig für seine Selbstfindung die körperliche Krankheit wurde, die ihn nicht nur »ja« zu sich und seinem Schicksal sagen ließ, sondern eine neue kreative Phase einleitete.

Am Ende angelangt, möchte ich auf Offenes, Ungeklärtes und Problematisches hinweisen. Warum gelingt beim einen Patienten der seelische Selbstheilungsversuch mit Hilfe einer Körperkrankheit, während er beim anderen mißlingt? – Warum hat der eine Patient diese Verarbeitungsmöglichkeit und der andere nicht? – Deutsch[4] sprach im Zusammenhang mit der Konversion »vom geheimnisvollen Sprung vom Geist zum Körper«, »the mysterious leap from the mind to the body«. Etwas Geheimnisvolles an der Krankheit, an Heilung oder Tod bleibt, auch wenn wir heute mit Hilfe psychoanalytischer Konzepte mehr Einsichten als früher in die seelisch-körperlichen Beziehungen und Abläufe haben.
Für Sokrates war das Staunen der Anfang aller Philosophie. Die Grundhaltung des Sich-Wunderns und Erneut-Wunderns über längst Bekanntes gibt allein Ansätze zu neuem Verständnis. Ich habe dieses Buch als Psychosomatiker an einem großen medizinischen Universitätszentrum und als Psychoanalytiker geschrieben, der oft in der Konfrontation mit dem kranken Menschen und dem medizinisch-wissenschaftlichen Betrieb eine innere Spannung wahrnimmt. Krankheit, Leiden und Tod sind jene unfaßbaren und oft absurden Seiten unserer Existenz, die besonders verleugnet, abge-

spalten und verdrängt werden. Richter[5] hat eindrücklich gezeigt, daß wir in einer Zeit leben, die in die Kategorien Macht – Ohnmacht, Riese – Zwerg, fit – kaputt, gesund – krank, aufgespalten ist. Das Schwache, Negative und Kranke wird als etwas Vorübergehendes betrachtet, das mit zunehmender medizinischer Forschung und technischer Entwicklung ganz behebbar werden soll. Mit Hilfe einer Allmachtsillusion wird die tatsächliche Ohnmacht verschleiert. Latente Ewigkeitsillusionen sollen uns den Schock der Vergänglichkeit ersparen. In der Krankheit und im Sterben, in der Begegnung mit dem leidenden Menschen und seinen Angehörigen wird unsere Ohnmacht aber besonders manifest.

Es könnte nach den bisherigen Ausführungen der Eindruck entstanden sein, daß ich die heutige Medizin nur kritisch sehe. Dem ist nicht ganz so. Vieles ist in den letzten Jahren anders geworden. Meine frühere Arbeit bestand fast ganz in dem meist gescheiterten Versuch einer Behandlung von Patienten mit chronischen funktionellen Leiden. Es waren dies Menschen, die seit Jahren und Jahrzehnten litten und schon viele, oft eine Vielzahl von Ärzten gesehen hatten, und die trotz aller Bemühungen weiter krank waren. Es waren jene unattraktiven Patienten, die uns mit der Chronizität ihres Leidens die Grenzen des medizinischen Wissens und Könnens fühlen ließen. Die Patienten erlebten es daher als eine Zumutung, als eine Belei-

digung oder als ein unerhörtes Abgeschoben-Werden, wenn die Ärzte sie zum Psychiater oder zum Psychosomatiker schickten. So war es früher bis vor 10–15 Jahren.
Seither hat sich in der Ausbildung der Ärzte und in ihrer Beziehung zu den Patienten vieles geändert, soweit ich dies für die Schweiz überblicke. Im Medizinstudium wurden die medizinische Psychologie, Balint-Gruppen für Studenten, Kurse über die Gesprächsführung, internistisch-klinische Fallvorstellungen in Anwesenheit eines Psychosomatikers, die Betonung der dynamischen, psychotherapeutischen und psychosozialen Aspekte in der Psychiatrie eingeführt oder ausgebaut, und seither sind die ärztlichen, menschlichen und fachlichen Fähigkeiten jener jungen Kollegen erheblich gestiegen, die sich emotional in diese Studienangebote eingelassen haben. Die Postgraduate-Ausbildung der Assistenzärzte ist an den Universitätskliniken ebenfalls durch die lange Zusammenarbeit mit einem oder mehreren Psychosomatikern differenziert worden, indem die Psychosomatiker in Balint-Gruppen, Einzelsupervisionen, Fallvorstellungen, Vorträgen oder Kaffeegesprächen die seelischen Aspekte des Kranken und die Arzt-Patienten-Beziehung fokussiert haben. Schließlich haben sich viele Ärzte, die bereits in der Praxis waren und ihre Postgraduate-Ausbildung abgeschlossen hatten, im letzten Jahrzehnt in Balint-Seminarien, Selbsterfahrungsgruppen und sogar in persön-

lichen Analysen weitergebildet. Viel ist zum menschlichen Verständnis der Patienten und zur Vertiefung der Selbsterkenntnis unternommen worden. Es gibt auch Klinikchefs und Universitätslehrer, die den Mut hatten, sich neuen inneren Erfahrungen zu stellen, um aus einem persönlichen Erleben heraus frische Ansätze, neue Ideen und stimulierenden Enthusiasmus für ihre schwere Aufgabe zu finden.

All das hebe ich hervor und betrachte diese Anstrengungen und Neuerungen mit großem Respekt. Heute wird viel seltener ein chronisch kranker Patient zum Psychosomatiker abgeschoben, sondern viele Ärzte betreuen diese schwierigen Patienten jahre- und jahrzehntelang selber, wohlwissend, daß es eine Heilung nicht gibt und daß ihre Aufgabe eine begleitende ist. Dennoch ist noch viel zu tun, damit sich eine Medizin und eine Krankenbehandlung durchsetzt, die auch die schwachen und schwächlichen Aspekte in uns, in den Kranken und in unseren Beziehungen untereinander besser integrieren hilft.

Es war meine Absicht, mit diesem Buch zu zeigen, daß die Krise der Krankheit, das Manifestwerden der Schwäche und die Auseinandersetzung mit der Vergänglichkeit einen Versuch darstellen können, sich selber besser zu finden oder einen abgespaltenen Persönlichkeitsanteil zu integrieren. Die körperliche Krankheit ist nach der vorgelegten These nicht nur ein absurdes Geschehen, das mit chemischen und apparativen Manipulationen möglichst schnell zum Verschwinden zu bringen ist, sondern es ist oft der Ausdruck eines sinnvollen Ringens um seelische und körperliche Wiederherstellung. Damit bekommt die Krankheit eine positivere Bewertung, als es allgemein üblich ist.

Mit meinen Darlegungen wollte ich schließlich versuchen, den Arzt wieder zu jener Unvoreingenommenheit dem Patienten gegenüber anzuregen, die fast jeder von uns als Adoleszenter, als Student oder junger Arzt in sich gespürt hat. Durch Spezialausbildung, Berufsroutine und Lebenserfahrung erwerben wir uns Konzepte, die oft zu starr und rigid sind. Je älter und erfahrener man wird, desto konservativer wird die eigene Lebensphilosophie. Wir treten dann mit immer seltener reflektierten Einstellungen an die Patienten heran, etwa mit der fixen Auffassung, eine Perversion sei etwas höchst Pathologisches, eine Grippe etwas sofort zu Beseitigendes oder eine Arbeitsunfähigkeit etwas moralisch Minderwertiges.

Wenn man die unreflektierten Einstellungen auf ihre Herkunft und Zweckmäßigkeit befragt, und wenn man sich selber in diese Befragung miteinschließt, etwa im Sinne – wie erlebe ich eine Psychose? – wo ist mein eigener psychotischer Kern und wie wehre ich ihn ab? – dann entsteht zunächst Angst. Denn etablierte Auffassungen und unreflektierte Einstellungen bieten einen Schutz wie Rituale. Die Analyse des unreflektierten und zur

Routine gewordenen Konzeptes über die Krankheit und die eigene Beziehung zu ihr lohnt sich aber, weil ihr eine Vertiefung im Verständnis und in der Selbsterkenntnis folgen kann.

Wenn es mir gelungen ist, in diesem Buch ein Konzept über körperliche Krankheiten darzustellen, in welchem die autoreparativen Fähigkeiten des Ich respektiert werden, dann hat sich die Arbeit für beide – für den Leser und für mich – gelohnt.

Anhang

NACHWORT

In den letzten Jahrzehnten habe ich für viele Bücher manch ein Vorwort oder Nachwort und manchen Kommentar geschrieben: oft war es eine Herausforderung oder ein willkommener Anlaß, mit den ständig wechselnden Aspekten unsrer Einstellung zu Krankheit und Tod und zum Sterben in Kontakt zu bleiben. Doch kein anderes Buch hat mein eigenes Leben stärker berührt und mich zu so vielen persönlichen Fragen und Gefühlen veranlaßt wie Dieter Becks Buch *Krankheit als Selbstheilung*. Damit man die Absicht und die Bedeutung dieses Buches versteht, muß ich kurz auf meine persönliche Begegnung mit dem Autor eingehen, die wenige Wochen vor seinem tragischen und unerwarteten Tod stattfand.
Aus der Schweiz, wo ich eine vielseitige Landpraxis hatte, war ich Anfang der dreißiger Jahre nach Amerika ausgewandert. Dadurch bot sich mir die einzigartige Gelegenheit, die medizinische Praxis in beiden Kontinenten zu vergleichen. Nachdem ich jahrelang in Krankenhäusern, Nervenkliniken und medizinischen Fakultäten der Vereinigten Staaten Erfahrungen gesammelt hatte, richtete ich – lange bevor der Begriff »Holistische Medizin« in den Staaten gebräuchlich wurde –, mein Hauptaugenmerk auf die Ausbildung zukünftiger Ärzte und auf eine umfassendere Pflege unsrer Kranken.

Als ich vor nunmehr zwölf Jahren meine praktische Arbeit und meine Lehrtätigkeit auf die Fürsorge für unheilbare Patienten einzuschränken begann, glaubte niemand, sie könne zu einem neuen Spezialgebiet der Medizin werden und sei mehr als »das bloße Privatinteresse einer etwas überspannten Schweizer Ärztin«. Meine Anwesenheit wurde von der medizinischen Wissenschaft nicht nur völlig ignoriert, sondern man begegnete mir mit einer fast unvorstellbaren offenen oder versteckten Feindseligkeit. Nur die Patienten, die Krankenschwestern und die Theologie- und Medizinstudenten blieben begeisterte Anhänger und bejahten meinen Einsatz und meine Lehre. Besonderen Nachdruck legte ich in meiner Lehre auf die Wichtigkeit, unser begrenztes Verständnis für den Vorgang des Sterbens und den Tod zuzugeben und unsre unheilbar Kranken anzuspornen, unsre Lehrer zu werden.

Das erste Buch, das ich veröffentlichte – Interviews mit Sterbenden – ist nur eine Zusammenfassung der vielen Lehren, die die unheilbar Kranken uns, das heißt den Ärzten und auch den Angehörigen, erteilen können. Während der letzten zehn Jahre war das Buch ein Bestseller, und als eine fast unmittelbare Folge davon wurden allein in den Vereinigten Staaten hundertzwanzigtausend Kurse über die Pflege von unheilbar Kranken abgehalten. Für diese Bemühungen, für die ich vor zehn Jahren noch öffentlich gedemütigt, zurechtgewiesen und

verhöhnt wurde, habe ich inzwischen siebzehnmal den Grad eines Ehrendoktors erhalten. Die Zeiten und Ansichten haben sich also geändert!
Aus diesen Bemühungen erwuchs eine neue Art von Gruppenarbeit »für die Lebenden«, ein fünf Tage währender, intensiv experimentierender Workshop, an dem unheilbar Kranke, hinterbliebene Eltern und Ehepartner und auch Familien teilnehmen, die infolge von Mord oder Selbstmord gelitten hatten, sowie Paraplegiker und Quadriplegiker, die lernen wollen, trotz ihres tragischen Schicksals und ihrer Behinderung innerhalb ihrer Möglichkeiten richtig zu leben. Ärzte und Krankenschwestern, Fürsorger und Geistliche, Hausfrauen, Geschäftsleute, Anwälte, Künstler und Suchende jeden Alters von den Jüngsten bis zu den Hundertjährigen nehmen daran teil.
Mittels einfacher Beweisführungen zeigen wir ihnen, wie unbewältigte Probleme uns hilflos, erschöpft, unerfüllt, deprimiert, verstimmt und zuletzt körperlich und seelisch krank machen. Wir zeigen ihnen den Zusammenhang zwischen ihrer negativen Einstellung und den verschiedenen Formen körperlicher Krankheit, die hervorgerufen werden, wenn wir nicht eine sichere Zuflucht und eine zuträgliche Umgebung finden, wo wir vorbehaltlos geliebt werden und unserem Schmerz, unseren Ängsten, unserem Kummer und anderen kraftverzehrenden negativen Tendenzen Ausdruck verleihen dürfen.

Weil *jedermann* eine ungeheure Menge dieser überflüssigen Belastung in sich trägt, benötigen wir keine komplizierten Beweisführungen oder Theorien: wir ermutigen einfach irgendeinen der anwesenden Patienten, sich auszusprechen, und wenn er sich mutig den andern mitteilt, nähert er sich dem gemeinsamen Fonds aus verdrängtem Zorn oder Schmerz, aus Beschämung oder Kummer der anderen Teilnehmer. Es ist ein wunderbarer Beweis unserer Behauptung, daß alle wahren Wohltaten stets zu beiderseitigem Nutzen da sind.

Wer den Mut hat, seinem Schmerz Ausdruck zu verleihen und andere daran teilnehmen läßt, unterweist die andern nicht nur in echtem Zuhören und in wachsendem Mitgefühl, sondern er hilft den anderen auch, ihre unbewältigten Probleme zu erkennen und mitzuteilen und damit der Vergeudung ihrer Kräfte ein Ende zu setzen und ein reicheres und harmonisches Leben zu führen. Selbstverständlich werden die Herren vom Fach wissen, weshalb sie nicht umgewandelt werden können, wenn sie keinen Fonds verdrängter negativer Tendenzen in sich haben – ein bedeutsamer Fingerzeig.

Die Teilnehmer der Kurse lernen, daß die Menschen als physische, emotionale, intellektuelle und spirituelle Wesen erschaffen wurden und daß Krankheit, falls sie nicht von angeborenen Defekten oder Traumata herrührt, einfach mangelnde Harmonie zwischen diesen vier Bestandteilen ist. Wenn zum Beispiel Kummer über eine sehr lange

Zeitspanne verdrängt wird, verursacht er schließlich Lungenkrankheiten, und der von Dieter Beck beschriebene Fall Che Guevaras ist ein klassisches Beispiel verdrängten Kummers.

Dieter Beck nahm an unserer Gruppenarbeit teil und hatte auch Gelegenheit, besinnliche Tage in Shanti Nilaya (das Sanskrit-Wort bedeutet »Friedensheim«) zu verbringen. Anschließend wollte er noch einen anderen Typ unseres Arbeitskreises kennenlernen, bei welchem wir mittels einer leicht abgeänderten Form von Psychodrama den Leuten helfen, sich von ihren meistens sehr früh entstandenen Kindheits-Traumata zu befreien. Gleich vielen anderen Ärzten kam auch Dieter Beck auf der Suche nach Antworten zu uns, und um neue Ideen und Erkenntnisse zu finden.

Zuerst war er skeptisch und begnügte sich eine Zeitlang damit zu beobachten. Es ist jedoch fast unmöglich, ›bloß zuzuschauen‹, und auch bei Dieter Beck verhielt es sich nicht anders. Sein eigener Problem-Fonds wurde durch die vielen miterlebten Tragödien angerührt, und an einem Donnerstag, unserem letzten, gemeinsam verlebten Abend, stand auch er unter einem sternhellen Himmel am Lagerfeuer und hörte sich das Gitarrespiel und den Gesang der Teilnehmer an, die einer nach dem anderen einen Tannenzapfen ins Feuer warfen und (gleich einem öffentlichen Bekenntnis) über eigene Probleme sprachen, von denen sie sich befreien wollten.

Auch Dieter Beck hatte an der gemeinsamen Freude und an dem Gefühl einer allgemeinen Befreiung teil, an der zunehmenden Begeisterung und echten Liebe, die diese fünfundsiebzig Menschen vorbehaltlos miteinander teilten. Er war ergriffen von der Einfachheit der Methode, von der Gewalt des Erlebnisses und von der Schönheit der Teilhabe.

Am Abend, bevor er Kalifornien verließ, war er wie umgewandelt. Es war verblüffend, was für einen Frieden er ausstrahlte. Ganz schlicht gelobte er, nach seiner Rückkehr ein Schweizer »Shanti Nilaya« ins Leben zu rufen. Es war kein leeres Versprechen. Nach seiner Rückkehr schrieb er mir: ». . . ich möchte nochmals herzlich danken für die gute und wunderbare Zeit, die ich bei Ihnen und in Shanti Nilaya verbringen durfte. Ich zehre innerlich noch sehr von den beiden Workshops, obwohl mich hier schwierige Probleme erwartet haben. Ich sehne mich oft nach der Ruhe und dem Frieden, nach der Offenheit und inneren Ungebrochenheit von Shanti Nilaya.

Ich ging anschließend nach New York und besuchte das berühmte Krebsspital. Man war dort sehr neugierig und auch sehr erstaunt, als ich ohne Ironie oder Abwehr und mit viel innerem Ernst von meinen Erfahrungen sprach. In der eiskalten Atmosphäre dieses Spitals habe ich auch besser verstanden, wie hart die Gegensätze zwischen dem, was Sie zu geben haben, und der rein somatisch

orientierten Medizin sind. Ich glaube, wir haben hier in der Schweiz in dieser Hinsicht etwas andere Verhältnisse.
Ich freue mich, wenn Sie kommen . . .«
Wir begegneten uns nie wieder. Kurz nach seiner Rückkehr wurde er in Basel von einem seelisch gestörten Mann erschossen, der seinen Haß und seine Ängste zu lange verdrängt hatte und nun das Leben eines der vielversprechendsten und einsichtigsten Ärzte zerstörte, die Basel je gehabt hat. Es ist merkwürdig, daß Dieter Beck, der die Zusammenhänge zwischen verdrängten natürlichen Empfindungen und der Gefahr ihres allfälligen zerstörerischen Ausbruchs zu verstehen begann, tatsächlich selber ein Opfer werden mußte, bevor er andere Menschen schulen konnte, eben solchen Tragödien vorzubeugen.
Sein Buch *Krankheit als Selbstheilung*, das er vor seiner Reise nach Amerika geschrieben hatte, wäre nicht sein letztes geblieben. Es war der Beginn einer zunehmenden Aufgeschlossenheit, eines Mitgefühls und einer Bereitwilligkeit, ins Verhältnis zwischen Patient und Arzt auch die eigene Persönlichkeit mit einzubeziehen. Das Buch spiegelt sein zunehmendes Verständnis wider, daß Krankheit nicht unbedingt von einem negativen Standpunkt aus bewertet werden muß, sondern daß sie manchmal ein wichtiger Zeitabschnitt im Leben eines Menschen sein kann – eine Zeit, in der man seelische Leiden heilen kann, eine Zeit der Ruhe und

Besinnung, eine Zeit, in der man neue, weniger zerstörerische Wege finden kann, und auch eine Zeit seelischen Wachstums.
In diesem Sinne entwickelte sich Dieter Beck aufs schönste, und es ist traurig, daß dieses Buch sein letztes bleiben muß. Doch er hat nicht vergeblich gelebt. Seine Arbeit hat bereits Tausende geweckt. Sein Mut, selber zu kommen und unsere Arbeit hier in Shanti Nilaya voller Offenheit und gesunder Wißbegierde zu beobachten und mitzuerleben, hat mir neue Hoffnung, neuen Elan und den Mut gegeben, endlich auch in der Schweiz ein Shanti Nilaya ins Leben zu rufen. Selbstverständlich wird es seinen Namen tragen.

Elisabeth Kübler-Ross, M. D.

LITERATURVERZEICHNIS

I. Theorie und klinische Beispiele

1 *Freud, S.:* Psychoanalytische Bemerkungen über einen autobiographisch beschriebenen Fall von Paranoia (Dementia paranoides). In: Sammlung seiner Schriften zur Neurosenlehre, Bd. III, Fritz Deuticke Verlag Leipzig und Wien 1913.

Freud, S.: Bruchstück einer Hysterie-Analyse. In: Gesammelte Werke, Bd. 5, Imago Publishing, London 1942.

2 *Nunberg, H.:* Allgemeine Neurosenlehre auf psychoanalytischer Grundlage. Hans Huber Verlag Bern, Berlin 1932.

3 *Mäder, A.:* Selbsterhaltung und Selbstheilung. Rascher Verlag, Zürich 1949.

4 *Weizsäcker, V. von:* Körpergeschehen und Neurose. Klett Verlag, Stuttgart 1947.

5 *Canetti, E.:* Der andere Prozeß. Kafkas Briefe an Felice. C. Hanser Verlag, München 1969.

6 *Mitscherlich, A.:* Krankheit als Konflikt. Suhrkamp Verlag (edition suhrkamp 237) Frankfurt am Main 1967.

7 *Kohut, H.:* Narzißmus. Suhrkamp Verlag Frankfurt am Main 1973.

8 *Kernberg, O. F.:* Borderline-Störungen und pathologischer Narzißmus. Suhrkamp Verlag Frankfurt am Main 1978.

9 *Freud, S.:* In: Gesammelte Werke, Bd. 1, Imago Publishing, London 1952.

10 *Rangell, L.:* Das Konversionsmodell. In: Overbeck G. und A.: Seelischer Konflikt – körperliches Leiden. Rowohlt Verlag, Hamburg 1978.

11 *Deutsch, F.:* Body, Mind and Sensory Gateways. Karger, Basel 1962.

12 *Grinberg, L.:* Culpa y depresión. Editorial Paidos, Buenos Aires 1978.

13 *Kemper, W.:* »Organwahl« und psychosomatische Medizin. Z. Psychoth. u. Med. Psychol. *4*, 101 (1954).

14 *Freud, S.:* Einige Charaktertypen aus der psychoanalytischen Arbeit. In: Sammlung kleiner Schriften zur Neurosenlehre. Heller-Verlag Leipzig und Wien 1918.

15 *Zulliger, H.:* Umgang mit dem kindlichen Gewissen. Klett Verlag, Stuttgart 1953.
16 *Lehtinen, T.:* Psychische Aspekte der Hysterektomie. Diss. Basel 1978.
17 *Kohut, H.:* Lit. cit. siehe 7.
18 *Schur, M.:* Zur Metapsychologie der Somatisierung. In: Carola Brede (Hg.): Einführung in die psychosomatische Medizin. Athenaeum. Fischer Taschenbuch Verlag, Frankfurt a. M. 1974.
19 *Weizsäcker, V. von:* Lit. cit. siehe 4.
20 *Spiegelberg, U., Schirg, B.* und *Betz, B.:* Syndromwechsel (Syndrome Shift) und Verstimmung. Nervenarzt *41*, 73 (1970).
21 *Freud, S.:* Über neurotische Erkrankungstypen. In: Sammlung kleiner Schriften zur Neurosenlehre. Deuticke Verlag, Leipzig und Wien 1913.
22 *Beck, D.:* Die Kurzpsychotherapie. Huber Verlag, Bern 1974.

II. Erscheinungsformen der Selbstheilungstendenzen

1 *Glucksman, M. L., Hirsch, I.:* The response of obese patients to weight reduction: a clinical evaluation of behavior. Psychosom. Med. *30*, 1 (1968).
Grinker, I., Hirsch, I., Levin, B.: The affective response of obese patients to weight reduction: a differentation based on age and onset of obesity. Psychosom. Med. *35*, 57 (1973).
2 *Bruch, H.:* Eating disorders. Basic Books, New York 1973.
3 *Zauner, J.:* Beitrag zur Psychodynamik des operierten Ulkus-Kranken. Z. Psychosom. Med. u. Psychoanal. *13*, 24 (1967).
4 *Beck, D.:* Das Gallensteinleiden unter psychosomatischem Aspekt. Vandenhoeck u. Ruprecht, Göttingen 1970.
5 *Richter, H. E., Beckmann, D.:* Herzneurose. Thieme Verlag, Stuttgart 1969.
6 *Wurmser, L.:* The hidden dimension. Jason Aronson, New York und London 1979.
Wurmser, L.: Entwicklung und Bedeutung der Rauschgiftsucht in den USA. Schweiz. Med. Wschr. *104*, 189 (1974).
7 *Morgenthaler, F.:* Die Stellung der Perversion in Metapsychologie und Technik. Psyche *28*, 1077 (1974).
Morgenthaler, F.: Zur Dialektik der psychoanalytischen Praxis. Syndikat Autoren- und Verlagsgesellschaft, Frankfurt am Main 1978.

8 *Kohut, H.:* Lit.cit. siehe I, 7.
9 *Stierlin, H.:* Hölderlins dichterisches Schaffen im Lichte seiner schizophrenen Psychose. Psyche *26*, 530 (1972).
10 *Niederland, W. G.:* Klinische Aspekte der Kreativität. Psyche *23*, 900 (1969).
11 *Miller, A.:* Das Drama des begabten Kindes und die Suche nach dem wahren Selbst. Suhrkamp Verlag Frankfurt am Main 1979.
12 *Willi, J.:* Die Zweierbeziehung. Rowohlt Verlag, Hamburg 1975.
13 *Schmidbauer, W.:* Die hilflosen Helfer. Rowohlt Verlag, Hamburg 1977.
14 *Bleuler, E.:* Lehrbuch der Psychiatrie. Springer Verlag, 13. Aufl., Berlin 1975.
15 *Bock, E.:* Das Urchristentum. Urachhaus Verlag, Stuttgart 1971.
16 *Eliade, M.:* Das Mysterium der Wiedergeburt. Rascher Verlag, Zürich 1961.
17 *Schuré, E.:* Les grands initiés. Librairie Académique Perrin, Paris 1960.
18 *Groddeck, G.:* Nasamecu; natura sanat, medicus curat. Hirzel-Verlag, Leipzig 1913.
19 *Schmale, A., Iker, H.:* The affect of hopelessness and the development of cancer. Psychosom. Med. *28*, 714 (1966).
Beck, D., u.a.: Zur Psychosomatik des Mamma-Carzinoms. Z. f. Psychosom. Med. u. Psychoanal. *21*, 101 (1975).
20 *Meng, H.:* Das Problem der Organ-Psychose. Zur seelischen Behandlung organisch Kranker. Int. Z. Psychoanal. *20*, 439 (1934).
Meng, H.: Organische Erkrankung als Organ-Psychose. Schweiz. Arch. Neurol. U. Psychiat. *36*, 271 (1935).
21 *Balint, M.:* Therapeutische Aspekte der Regression. Rowohlt Verlag, Hamburg 1973.
22 *Kübler-Ross, E.:* Leben, bis wir Abschied nehmen. Kreuz-Verlag Stuttgart, Berlin 1979.
23 *Zorn, F.:* Mars. Kindler Verlag, Zürich 1979.
24 *Diggelmann, W.M.:* Der Schatten, Tagebuch einer Krankheit. Benziger-Verlag, Einsiedeln 1979.
25 *Kübler-Ross, E.:* Interviews mit Sterbenden. Kreuz-Verlag, Stuttgart 1971.
26 *Bürgin, D.:* Das Kind, die lebensbedrohende Krankheit und der Tod. Huber-Verlag, Bern 1978.
27 *Groddeck, G.:* Lit.cit. siehe II, 18.

III. Der Arzt und die Selbstheilungstendenzen

1 *Beck, D.:* Das Koryphäen-Killer-Syndrom. Zur Psychosomatik chronischer Schmerzzustände. Dtsch. Med. Wschr. *102*, 303 (1977).
2 *Groddeck, G.:* Lit. cit. siehe II, 18.
3 *Groddeck, G.:* Lit.cit. siehe II, 18.
4 *Freud, S.:* Lit.cit. siehe I, 1.
5 *Laplanche, J., Pontalis, J. B.:* Das Vokabular der Psychoanalyse. Suhrkamp Verlag Frankfurt am Main 1972.

IV. Literarische und historische Beispiele

1 *Bernhard, Th.:* Der Atem. Residenz Verlag, Salzburg 1978.
2 *Guevara, E. C.:* Bolivianisches Tagebuch. Trikont-Verlag, München 1968.
May, E.: Che Guevara. Rowohlt Verlag, Hamburg 1973.
3 Erinnerungen, Träume, Gedanken von C. G. Jung. Herausgegeben von Amiela Jaffé. Walter-Verlag, Olten 1979.
4 *Deutsch, F.:* Lit. cit., siehe I, 11.
5 *Richter, H. E.:* Der Gotteskomplex. Rowohlt Verlag, Hamburg 1979.

SACHREGISTER

PERSONENREGISTER